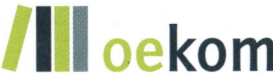

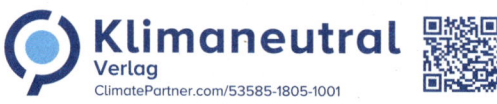

Selbstverpflichtung zum nachhaltigen Publizieren

Nicht nur publizistisch, sondern auch als Unternehmen setzt sich der oekom verlag konsequent für Nachhaltigkeit ein. Bei Ausstattung und Produktion der Publikationen orientieren wir uns an höchsten ökologischen Kriterien. Inhalt und Umschlag dieses Buches wurden auf 100 Prozent Recyclingpapier, zertifiziert mit dem FSC®-Siegel und dem Blauen Engel (RAL-UZ 14), gedruckt. Alle durch diese Publikation verursachten CO_2-Emissionen werden durch Investitionen in ein Gold-Standard-Projekt kompensiert. Die Mehrkosten hierfür trägt der Verlag. Mehr Informationen finden Sie unter: http://www.oekom.de/allgemeine-verlagsinformationen/nachhaltiger-verlag.html.

Bibliografische Information der Deutschen Nationalbibliothek: Die Deutsche Nationalbibliothek verzeichnet diese Publikation in der Deutschen Nationalbibliografie; detaillierte bibliografische Daten sind im Internet über http://dnb.d-nb.de abrufbar.

1. Auflage
© 2019, oekom verlag München
Gesellschaft für ökologische Kommunikation mbH, Waltherstraße 29, 80337 München

Umschlaggestaltung: www.buero-jorge-schmidt.de
Umschlagabbildung: Montage aus Bildern von © Getty Image und © Shutterstock
Lektorat: Lena Denu, oekom verlag
Korrektorat: Maike Specht
Layout und Satz: Ines Swoboda, oekom verlag

Druck: Friedrich Pustet GmbH & Co. KG, Regensburg

ISBN 978-3-96238-125-7

Annette Sabersky

Besser essen ohne Zusatzstoffe

VORGESCHMACK

Da haben wir den Salat! Verarbeitete Lebensmittel verkürzen das Leben! Zu diesem Ergebnis kommt eine aktuelle französische Studie.[1] Sie zeigt: Fertigprodukte lassen nicht nur das Gewicht in die Höhe klettern, sondern erhöhen auch das Risiko, vorzeitig zu sterben. Was das mit Zusatzstoffen zu tun hat? Als Ursache für das vorzeitige Ableben werden neben dem hohen Verarbeitungsgrad, ungesunden Fetten, viel Salz und Zucker vor allem die Zusatzstoffe genannt, die im Fertigessen stecken. In den USA, Kanada und Großbritannien liegt der Anteil von hochverarbeiteten Produkten an den vom Menschen insgesamt verzehrten Lebensmitteln schon bei 60 Prozent.

In Deutschland dürfte es nicht anders aussehen. Schließlich werden auch hier in den Supermärkten und Bio-Läden Suppen in Dosen, Tiefkühlpizza, Fixmischungen für Saucen, Salatdressings und abgepackte Menüs immer beliebter. Bei ihrer Herstellung bleiben nicht nur Vitamine und Geschmacksstoffe auf der Strecke, es sind auch eine Menge Zusatzstoffe nötig, um sie haltbar, ansehnlich und geschmacklich akzeptabel zu machen.

Zwar entsteht der Eindruck, dass immer weniger Zusatzstoffe ins Essen kommen – schließlich wird auf fast jedem Fertigprodukt damit geworben, dass es »ohne Zusatz von ...« (Konservierungsmitteln, Aromen, Geschmacksverstärkern ...) sei. Tatsächlich werden es aber insgesamt mehr. Zum einen wird mit Ersatzstoffen getrickst, zum anderen kommen durch den freien Warenverkehr in der EU mehr »E-Substanzen« in die Lebensmittelregale und somit auf unsere Teller.

Dabei geht es auch ohne. Eine einfache Lösung ist: selber kochen. Sie sagen: »Keine Zeit«? Wir sagen: Es braucht nicht viel Zeit! Denn Selbermachen dauert nicht unbedingt länger, als eine Pizza aufzubacken oder das Müsli to go anzurühren. Der Clou ist ein Mix aus möglichst vielen frischen Lebensmitteln mit Produkten, die nur wenig verarbeitet sind. Passierte Tomaten aus der Flasche etwa, die nur das rote Gemüse und ggf. etwas Salz enthalten, werden einfach mit frischen Kräutern und Sahne verfeinert und als leckere Sauce zur Pasta serviert. Ergebnis: null Zusatzstoffe.

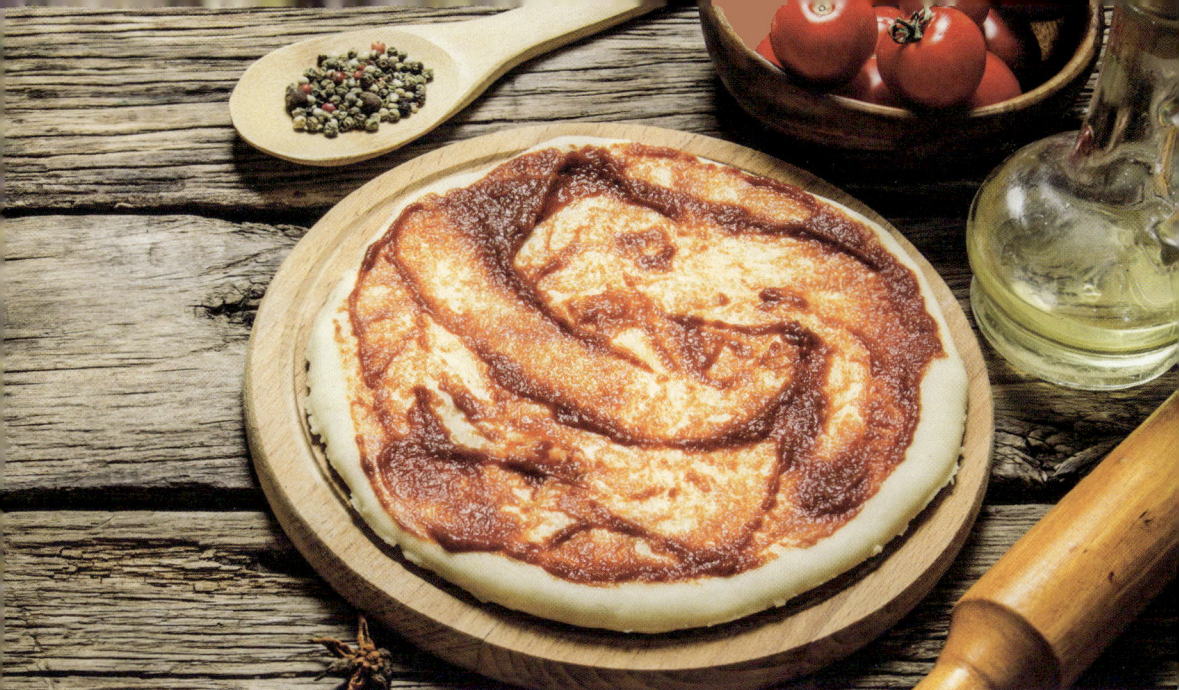

Oder wie wäre es mit einer Pizza aus einem ganz einfachen Boden – nur aus Mehl, Öl und Salz – zum Selbstbelegen: Tomatenpaste draufstreichen, mit Rucola und Parmesan belegen und kurz in den Ofen schieben. Fertig. Schneller ist der Pizzaservice auch nicht da!

Wenn Sie jetzt auf den Geschmack gekommen sind, lesen Sie weiter! In diesem Buch erwartet Sie zunächst ein Überblick rund um die wichtigsten Zusatzstoffe: Was sind das für Substanzen, die ins Essen gerührt werden? Müssen sie auf dem Etikett deklariert werden? Wie tricksen Hersteller, um Label clean zu halten? Machen Zusatzstoffe krank? Und ist auch Gentechnik im Spiel? Im zweiten Teil des Buches erfahren Sie, wie das Einkaufen ohne Zusatzstoffe geht – und welche Rolle Bio-Lebensmittel dabei spielen. Außerdem gibt es leckere Basic-Rezepte für schnelle und natürlich zusatzstofffreie Gerichte. Dazu kommen Tipps für die Vorratshaltung und das Selbermachen von Vorräten.

Auf den Geschmack gekommen? Denn das ist ja das Wichtigste: dass es schmeckt. Wie heißt es so schön – frei nach Johann Wolfgang von Goethe: »Das Leben ist zu kurz, um schlecht zu essen.« … und sich die Gesundheit und den Appetit durch Zusatzstoffe zu verderben, könnte man ergänzen. In diesem Sinne: Gutes Genießen!

Annette Sabersky
Hamburg, im Juni 2019

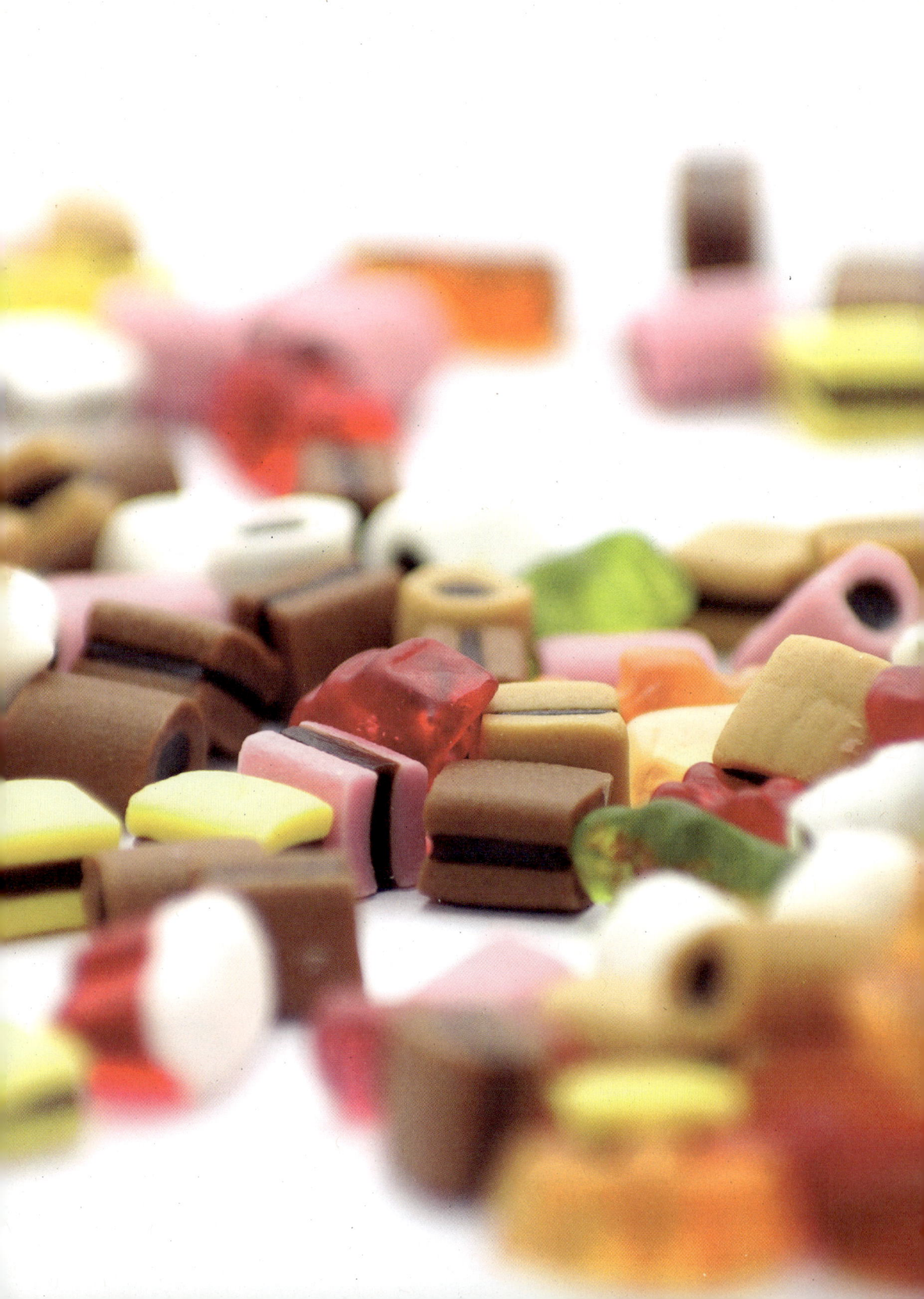

ALLES, WAS RECHT IST

Fertigprodukte ohne Zusatzstoffe? Das scheint kaum denkbar, machen sie Vorgefertigtes doch länger haltbar, geschmeidig, bunt oder süß – ganz ohne Kalorien. Doch was genau darf ins Essen? Und was steckt noch an Hilfsmitteln drin?

Überall Zusatzstoffe

Der Brotaufstrich mit Butter ist cremig-weich, auch wenn er aus dem Kühlschrank kommt. Die Krabben sind wochenlang haltbar, obwohl sie naturgemäß in wenigen Tagen verderben. Die Tütensuppe schmeckt nach Rind, obwohl gar kein Fleisch darin ist, und der Ketchup fließt ohne *plopp* aus der Flasche. All diese kleinen »Wunder« vollbringen Zusatzstoffe – jene Helfer, die Lebensmittel nach Belieben luftig oder fließend machen, sie stabilisieren, konservieren oder färben.

E wie essbar?

Laut der Datenbank der EU-Kommission gibt es zurzeit rund 400 Zusatzstoffe, von denen die meisten ein E tragen. E steht für EU und *edible* – essbar. Es ist ein internationaler Code, der zeigt, dass die Substanz als sicher für die Verwendung in Lebensmitteln und Getränken eingestuft wurde. Es wird dabei immer mit einer Zahl kombiniert. E 407 etwa ist das Dickungsmittel Carragen, E 220 der Konservierungsstoff Schwefeldioxid und E 621 der Geschmacksverstärker Mononatriumglutamat.

Da Verbraucher mit dem Namen der Substanz oft wenig und mit den eigentlichen E-Nummern noch weniger anfangen können, muss in der Zutatenliste auf der Packung zur besseren Einordnung der Klassenname, z. B. Emulgator oder Konservierungsstoff, wie auch die E-Nummer oder der Substanzname, also E 407 für Carragen oder E 220 für Schwefeldioxid, angegeben werden. Doch E-Nummern haben bei den Verbrauchern einen schlechten Ruf, darum findet man sie immer seltener auf Etiketten. Eine Zutatenliste mit vielen E's klingt weniger appetitlich als eine Auflistung mit Bezeichnungen wie Säuerungsmittel (Citronensäure) oder Emulgator (Lecithin).

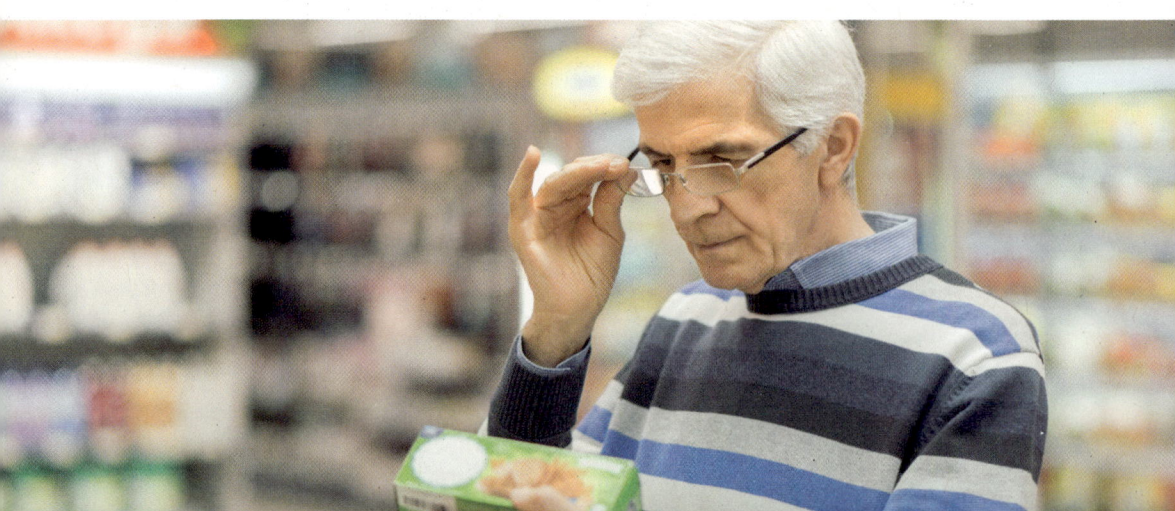

Zusatzstoffe und die EU

Ob Konservierungsmittel, Süßstoffe oder Emulgatoren – für Zusatzstoffe gelten in Europa überall dieselben Regeln. Wer sie nutzen oder in den Verkehr bringen möchte, muss sich nach der sogenannten Verordnung EG 1333/2008 richten.

Der Gesetzestext ist zwar schon gut zehn Jahre alt, wird aber ständig ergänzt oder korrigiert, z. B. wenn neue, die Gesundheit betreffende Erkenntnisse vorliegen, die gegen einen uneingeschränkten Einsatz der Zusatzstoffe sprechen. So wurden die Verwendungsmengen für den Süßstoff Aspartam (E 951) schon vielfach korrigiert. Denn immer neue Studien sprechen gegen die Unbedenklichkeit (ab Seite 21).

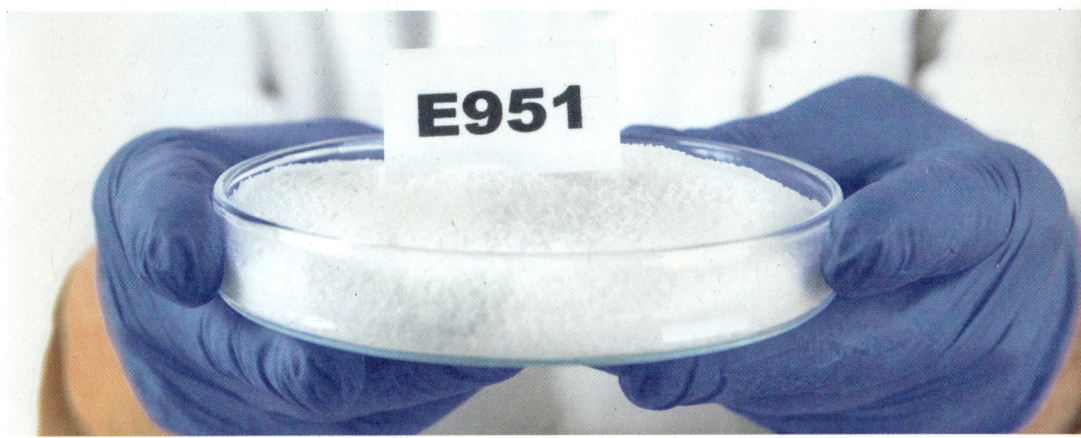

Nicht jeder Zusatzstoff darf in jedes Lebensmittel

Grundsätzlich gilt: Nur Zusatzstoffe, die ausdrücklich zugelassen sind, dürfen von den Herstellern verwendet werden. Es darf auch nicht jede Substanz in jedem Lebensmittel eingesetzt werden. Vielmehr gibt es dezidierte Vorgaben für die Verwendung von Zusatzstoffen in einzelnen Lebensmittelgruppen. So darf beispielsweise nur geschnittenes Brot mit dem Konservierungsstoff Propionsäure haltbar gemacht werden, nicht jedoch frische Brotlaibe und Brötchen. Hier ist der Zusatzstoff erlaubt, da aufgeschnittenes Brot schneller verdirbt als Brot am Stück.

Die Sache mit der Notwendigkeit

Möchte ein Hersteller einen Zusatzstoff auf den Markt bringen oder den Einsatzzweck eines Stoffes erweitern, muss er bei der EU-Kommission und bei der Europäischen Behörde für Lebensmittelsicherheit (EFSA) einen Antrag stellen.

Im Zuge des sich anschließenden Prüfungsverfahrens muss er nachweisen, dass die Substanz für den Einsatzzweck technologisch notwendig ist, nicht zur Täuschung der Verbraucherinnen und Verbraucher führt und sie gesundheitlich unbedenklich ist.

Das klingt erst einmal umfassend. Doch folgende Beispiele zeigen, dass den Grundsätzen nicht immer gefolgt wird.

Technologische Notwendigkeit

Die EU erlaubt die Verwendung des Dickungsmittels Carragen z. B. in Sahne. Es verhindert das Aufrahmen – die Sahne kann damit als homogene Flüssigkeit aus Flasche oder Becher fließen. Jedoch braucht es dafür eigentlich gar keinen Zusatzstoff – Rahm und Flüssigkeit lassen sich ganz einfach durch kräftiges Schütteln vermengen. Notwendig ist das Dickungsmittel also nicht.

Täuschung

Butter aus Kuhmilch darf zur Gelbfärbung Beta-Carotin (E 160a) enthalten. Dieser Farbstoff wird dem Milchfett im Zuge der Butterherstellung entweder direkt zugesetzt oder ins Kraftfutter der Kühe gemischt. So wird die Butter sattgelb. Allerdings hat sie ursprünglich nur im Sommer einen zarten Gelbton, wenn die Kühe frisches Gras fressen und sich die Milch deshalb gelblich färbt. Wird Beta-Carotin hingegen zugesetzt, grenzt dies an Täuschung.

Auch Vanillepudding und -joghurt werden oftmals mithilfe von Kurkumin (E 100) oder Kürbisextrakt gelb eingefärbt. Denn traditionell wird Vanillepudding mit Eigelb hergestellt. Um daran zu sparen, greift man zu anderen Färbemitteln und täuscht damit eine Zutat vor, die gar nicht vorhanden ist. Darüber hinaus werden Nitrite (E 249 und E 250) verwendet, um das gräuliche Verfärben von Wurst zu verhindern, das beim Kontakt mit Sauerstoff auftritt. Mithilfe der kleinen Helferchen bleibt die satte rote Farbe des Fleisches dagegen erhalten. Auch dies ist eine Art Irreführung.

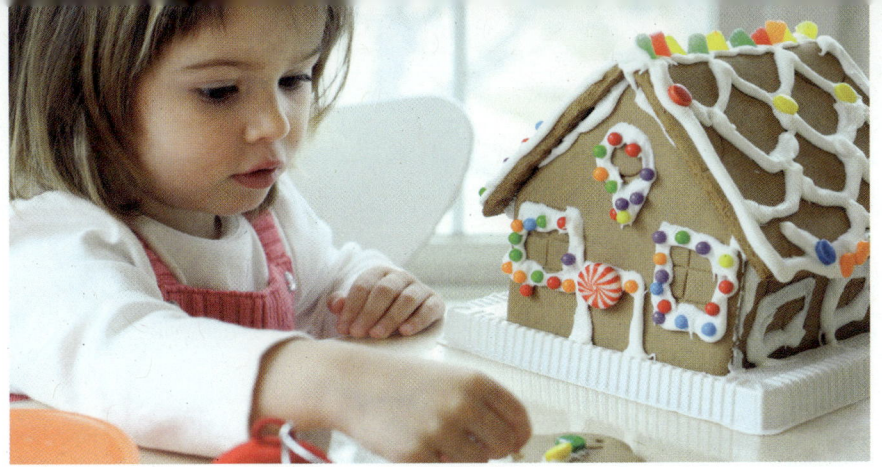

Gesundheitliche Unbedenklichkeit

Möchte ein Anbieter einen Zusatzstoff in den Verkehr bringen, muss er beweisen, dass die Substanz keine Gesundheitsschäden beim Menschen hervorruft. Er muss somit Studien durchführen (lassen), die prüfen, ob sich die Substanz im Körper anreichert, wie sie verstoffwechselt wird und ob sie Einfluss auf die Nährstoffaufnahme hat. Zudem ist ein toxikologischer Nachweis mithilfe von Tierversuchen vorgeschrieben.

Tatsächlich stellt sich aber oftmals erst im Nachhinein heraus, dass ein Zusatzstoff Probleme bereitet. So sind z. B. sogenannte Azofarbstoffe seit Langem zum Färben von Süßigkeiten und Getränken erlaubt. Doch 2007 zeigte eine Studie der Universität Southampton,[2] dass die Farbstoffe bei Klein- und Schulkindern zu Unruhe, Hyperaktivität und Zappeln führen. Seitdem ist für sechs Azofarbstoffe der Warnhinweis »Kann sich nachteilig auf die Aktivität und Konzentration von Kindern auswirken« vorgeschrieben. Konsequenter wäre allerdings ein Verbot gewesen (weitere Beispiele ab Seite 21).

Was im Tierversuch unauffällig war, muss somit für den Menschen nicht unbedenklich sein. Auch werden die Studien zur Verträglichkeit oftmals von denjenigen gemacht oder finanziert, die die Zusatzstoffe in den Verkehr bringen wollen: der Lebensmittelindustrie. Jenen also, die an der Zulassung ein Interesse haben.

Schließlich gibt es einen weiteren Fehler im System: Der sogenannte ADI-Wert (**A**cceptable **D**aily **I**ntake), also die Menge eines Zusatzstoffs, die täglich ein Leben lang aufgenommen werden kann, ohne dass gesundheitliche Schäden zu erwarten sind, wird stets an Erwachsenen bemessen, nicht an Kindern. Doch auch die Jüngsten essen Fertigkost.

Vorsicht, Hilfsstoffe!

Formal sind Zusatzstoffe Substanzen, die im Lebensmittel eine fertigungstechnologische Funktion ausüben. Sie kommen im Zuge der Herstellung, Verarbeitung und Zubereitung zum Einsatz, aber auch beim Verpacken, Befördern oder Lagern von Produkten. Sie werden damit zum festen Bestandteil des Lebensmittels und dementsprechend am Ende mitgegessen.

Hilfsstoffe müssen nicht aufs Etikett

Darum müssen sie in absteigender Reihenfolge ihres Gewichtsanteils in der Zutatenliste auf dem Etikett deklariert werden (siehe auch S. 54).

Doch es gibt eine Vielzahl von Substanzen, die ebenfalls mitgegessen und mitgetrunken werden, ohne dass Konsumenten davon erfahren. Denn sie gelten im Sinne des Gesetzes nicht als Zusatzstoffe – und müssen somit auch nicht aufs Etikett. Die Rede ist von Hilfsstoffen.

Der Grund, dass sie nicht deklariert werden müssen: Die klitzekleinen Helfer werden »nur« im Zuge der Herstellung von Fertigprodukten eingesetzt, üben im Endprodukt aber keine Wirkung mehr aus, da sie erhitzt, inaktiviert oder entfernt werden. So weit die Theorie. Tatsächlich kann jedoch nicht sicher gesagt werden, ob sie gänzlich aus der Nahrung eliminiert wurden.

Heikle Enzyme

Die wichtigsten Undercoverhelfer sind Enzyme. Ob knackige Kruste für Brot und Brötchen, hohe Saftausbeute beim Pressen von Obstsäften oder geklärter Wein: Hierfür werden gerne Enzyme eingesetzt. Mehrere 1000 Substanzen werden heute in der Lebensmittelindustrie genutzt – meist ohne Kennzeichnung. Das ist heikel, denn manche Hilfsmittel können empfindlichen Menschen schaden. So wird zum Brotbacken beispielsweise das Enzym Alpha-Amylase ins Mehl gemischt, das den Teig locker und elastisch macht. Weil das Brot bei etwa 175 Grad Celsius gebacken wird, geht man davon aus, dass das Enzym dabei zerstört wird. Schließlich sind viele Enzyme hitzeempfindlich. Untersuchungen des Berufsgenossenschaftlichen Forschungsinstituts für Arbeitsmedizin (BGFA) der Ruhr-Universität in Bochum kommen jedoch zu einem anderen Ergebnis. Sie zeigen, dass das Enzym nicht komplett inaktiviert wird. Auch nach dem Backen ist die Alpha-Amylase noch im Brot zu finden, und zwar primär an der Unter-

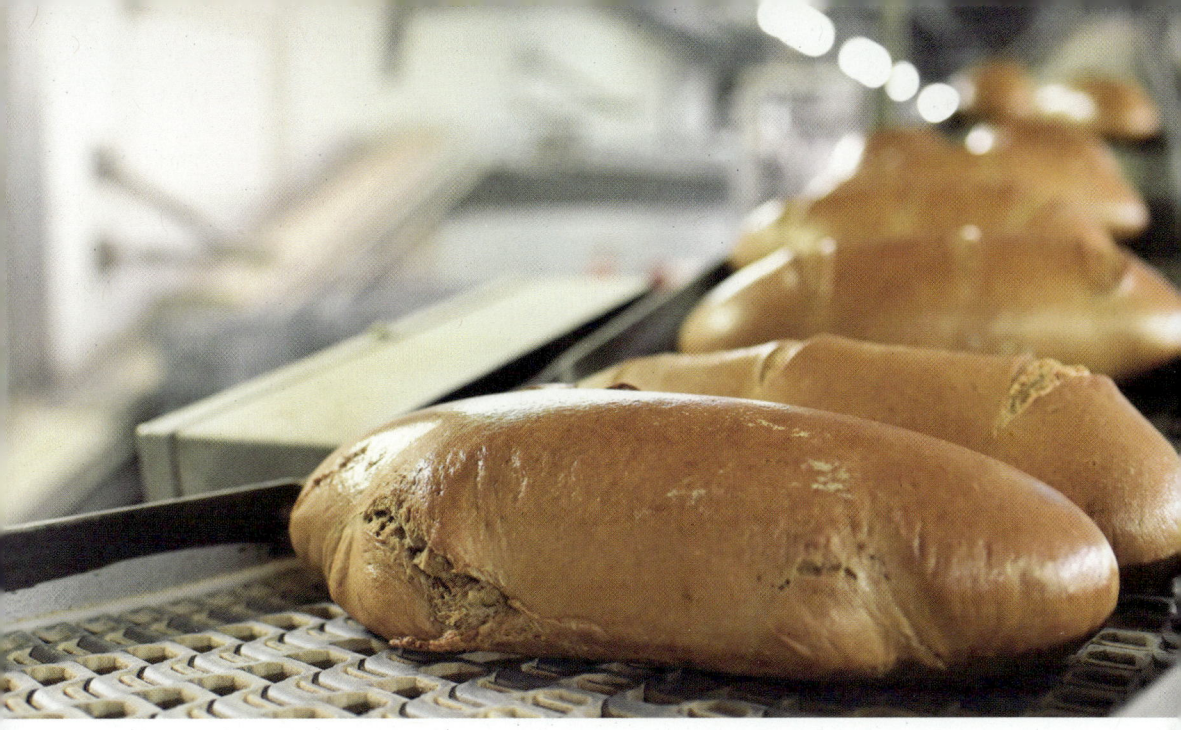

seite und an den Seiten des Brotes – dort also, wo der Wasserdampf, mit dem das Backwerk im Zuge des Tests behandelt wurde, nicht hingelangte. Dass ein Teil der Enzyme überlebt, ist vor allem für Menschen mit Allergien heikel. In früheren Studien hatte die BGFA herausgefunden, dass rund 20 Prozent der Bäcker, die unter Asthma leiden, allergisch auf Backenzyme reagieren.[3] Dass das Auftreten von Asthma auch auf die Backenzyme in erhitztem, also gebackenem Brot, zurückzuführen ist, ist zwar nicht sicher, wird aber vermutet.

Und noch mehr Zusätze ohne E-Nummer

Nicht deklarationspflichtig und somit ohne E sind auch sogenannte Trägerstoffe. Das sind Substanzen, die Zusatzstoffen, Enzymen, Aromen und anderen Hilfsstoffen beigemischt werden, um sie zu verdünnen, zu lösen, zu färben oder auf sonstige Art nutzbar zu machen. Ob Alkohol in Fruchtauszügen, Farbstoffe in Trennmitteln wie Bienenwachs oder Lecithin im Überzugsmittel für Obst – von diesen Zusätzen erfahren Verbraucher nichts auf dem Etikett. Insofern werden nicht »nur« die in der EU erlaubten rund 400 Zusatzstoffe in Lebensmitteln und Getränken eingesetzt, vielmehr können sich weit über 1000 Substanzen oft unbemerkt darin verbergen.

Von Antioxidantien bis Überzugsstoff

Insgesamt 27 verschiedene Typen von Zusatzstoffen listet der Anhang der maßgeblichen EU-Verordnung 1333/2008 auf. Am häufigsten finden sich laut der europäischen Lebensmittelbehörde EFSA in vorgefertigter Nahrung Farbstoffe, Antioxidationsmittel (zum Schutz vor Verderb), Emulgatoren (die für eine Homogenisierung von Wasser und Fett sorgen), Stabilisatoren (für mehr Festigkeit), Gelier-, Verdickungs- sowie Süßungsmittel.

Darüber hinaus arbeiten viele Lebensmittellabors auch mit folgenden Substanzen:

Backtriebmittel wie z. B. Backpulver setzen Gase frei und erhöhen somit das Volumen von Brot und Backwaren.

Festigungsmittel verleihen Flüssigkeiten Konsistenz.

Feuchthaltemittel sorgen dafür, dass das Brot frisch und saftig bleibt, indem sie das Austrocknen verhindern. Sie verbessern auch die Löslichkeit von Pulvern in Wasser.

Füllstoffe erhöhen das Volumen von Lebensmitteln, ohne maßgeblich zum Nährwert oder zur Versorgung mit Kalorien beizutragen. Lightprodukte enthalten oftmals viele Füllstoffe, um im Mund ein Gefühl von Fett oder Zucker hervorzurufen.

Geliermittel lassen Flüssigkeiten fest oder gelartig werden, etwa Marmeladen und Gelees.

Geschmacksverstärker verstärken vorhandene Geschmacksnoten und täuschen eine geschmackliche Intensität vor, die natürlicherweise nicht gegeben ist. Außerdem unterdrücken oder übertünchen sie Aromafehler.

Komplexbildner bilden mit Metallionen z. B. aus Schwermetallen chemische Verbindungen und eliminieren diese. Fisch- und Fleischprodukte, Gelees und Marmeladen, Kuchen und Kekse können so länger haltbar gemacht werden.

Konservierungsstoffe verlängern die Haltbarkeit, indem sie Mikroorganismen inaktivieren bzw. deren Wachstum eindämmen.

Kontrastverstärker werden z.B. für Obst und Gemüse eingesetzt, bei denen per Laser Informationen, etwa das Herkunftsland, direkt auf die Schale aufgebracht werden.

Mehlbehandlungsmittel sind Substanzen wie Ascorbinsäure (Vitamin C), die die Backfähigkeit von Mehlen verbessern, etwa indem sie das Volumen erhöhen.

Modifizierte Stärke wird aus Speisestärke (Kartoffel, Mais, Weizen) durch chemische, physikalische oder enzymatische Behandlung gewonnen. Teils wird sie einer Säure- und Alkalibehandlung unterzogen, um sie beispielsweise zu bleichen oder dünn kochend zu machen und somit die Löslichkeit in heißem Wasser zu ermöglichen.

Pack- und Treibgase werden mit dem Lebensmittel in die Packung gegeben oder in einem Lagerraum genutzt, um die Haltbarkeit merklich zu verlängern. Bei der sogenannten CA-Lagerung (Controlled Atmosphere) wird der Sauerstoffgehalt im Obstlager unter kontrollierten Bedingungen gesenkt und die Früchte in eine Art Ruhezustand versetzt, wodurch sie länger frisch bleiben.

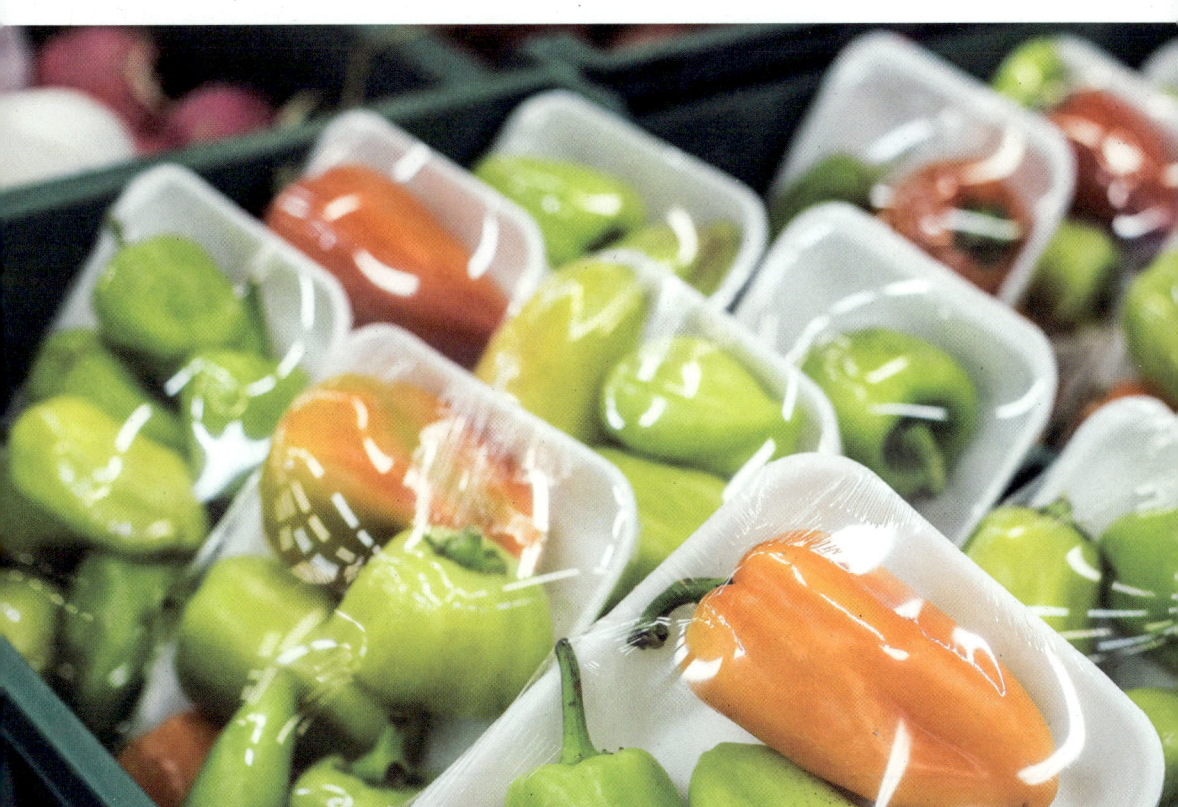

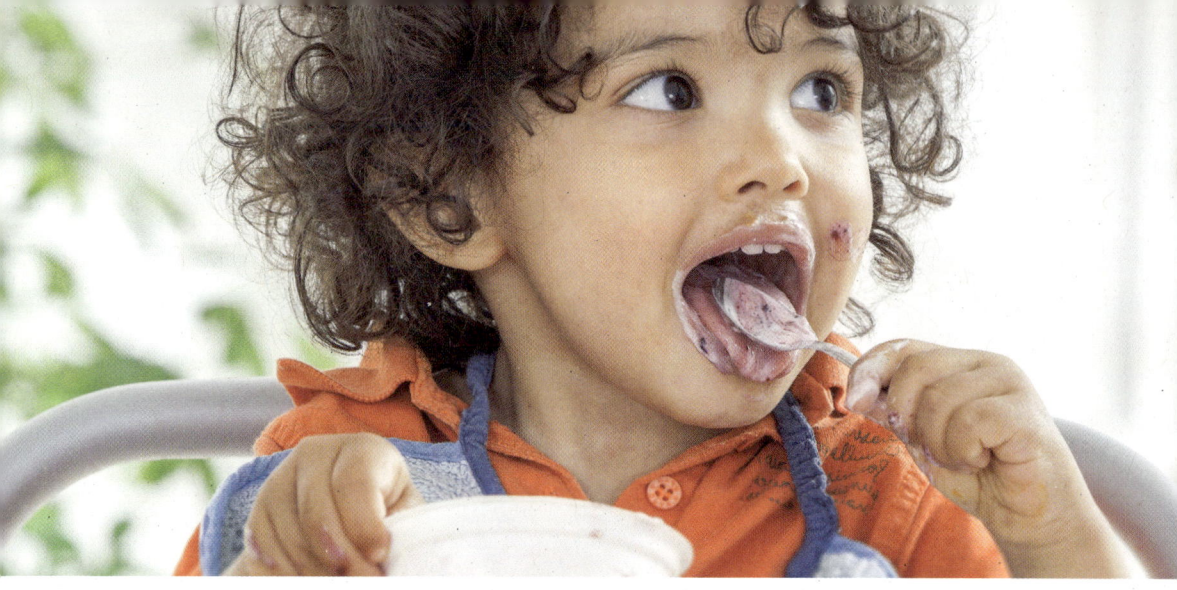

Schaummittel ermöglichen die Bildung einer einheitlichen gasförmigen Dispersion in einem festen oder flüssigen Produkt. Durch die entstehende gleichmäßige Bläschenbildung bekommt man während des Essens ein geschmeidigeres Gefühl im Mund.

Schaumverhüter verhindern z. B. die Schaumbildung auf Marmelade.

Schmelzsalze findet man u. a. in Schmelz-, Scheibletten- und Kochkäse. Sie sorgen für eine homogene Verteilung von Fett und anderen Bestandteilen und geben dem Käse so eine geschmeidige Konsistenz.

Säuerungsmittel und **Säuerungsregulatoren** steuern den Säuregrad eines Lebensmittels.

Trägerstoffe werden Zusatzstoffen, Nahrungsergänzungen, Enzymen und anderen Hilfsstoffen, Aromen und sonstigen Zusätzen beigemengt, um deren Handhabung und Verwendung zu vereinfachen. Sie sorgen etwa dafür, dass Bestandteile aneinandergebunden werden, sich gut in Flüssigkeiten lösen oder sich die Intensität von Aromen verstärkt. Benzylalkohol beispielsweise ist ein für Aromen zugelassener Trägerstoff, der diese konserviert oder ihre Intensität erhöht.

Trennmittel vermindern das Aneinanderhaften von Partikeln in einem Produkt.

Überzugs- und **Gleitmittel** lassen die Oberfläche von z. B. Obst glänzen und bilden darauf eine Schutzschicht.

AUCH SÄUGLINGSNAHRUNG IST NICHT OHNE

Man sollte ja meinen, dass Lebensmittel speziell für Babys frei von Zusatzstoffen sind. Doch weit gefehlt. Ob Milchnahrung in Pulverform, Beikost mit Getreide oder Produkte für bestimmte diätetische Zwecke, etwa bei Durchfall oder Allergie – auch hierin finden sich Zusätze aller Art. Von der (harmlosen) Milchsäure über die zahnschädigende Citronensäure bis hin zu Vitaminen in hohen Mengen ist alles dabei. Wie Untersuchungen von *Öko-Test* zeigen, können in sogenannter Kindermilch, die aus einem Pulver angerührt und für Kinder ab dem 12. Lebensmonat gedacht ist, sogar heikle Phosphate enthalten sein. Weil immer wahrscheinlicher wird, dass sie schädlich sind, arbeitet die Lebensmittelbehörde EFSA zurzeit an einer Neubewertung der Phosphate. Nach allem, was man heute weiß, schädigen sie nicht nur die Nieren von bereits erkrankten Menschen, sondern auch das Herz-Kreislauf-System von gesunden (siehe auch Seite 24).

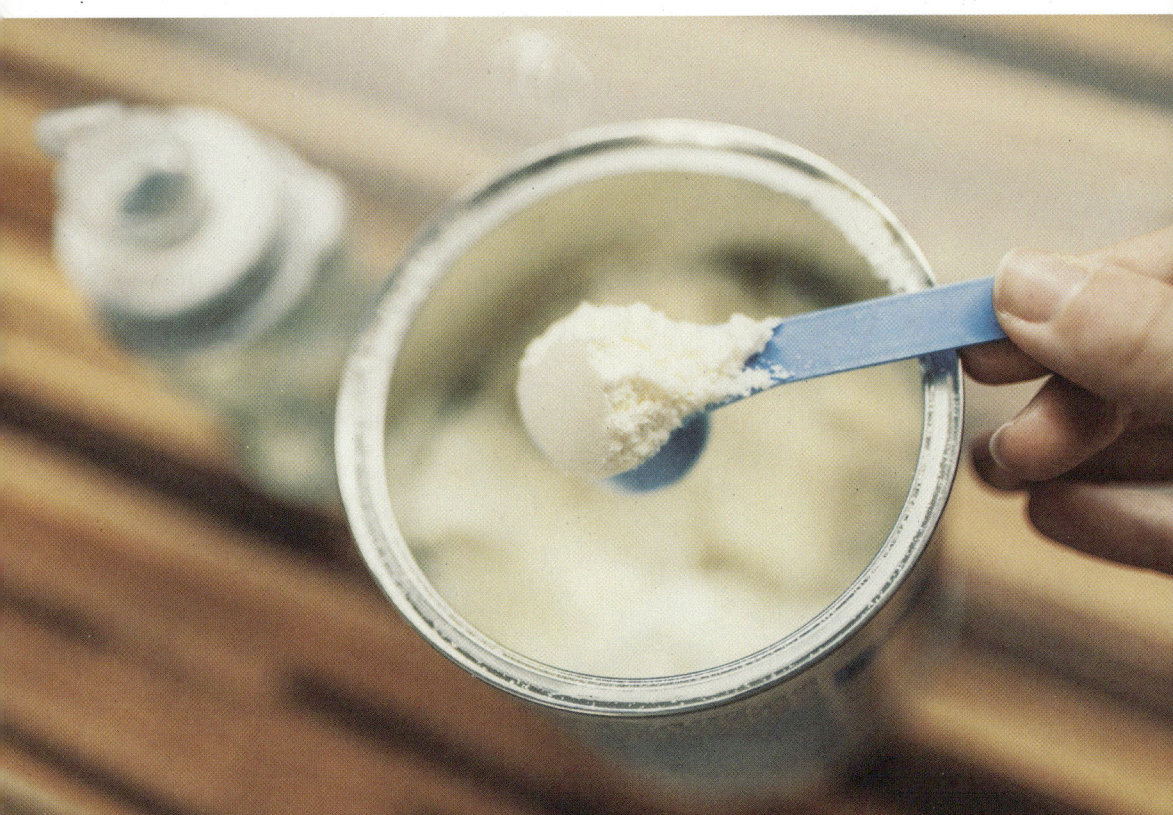

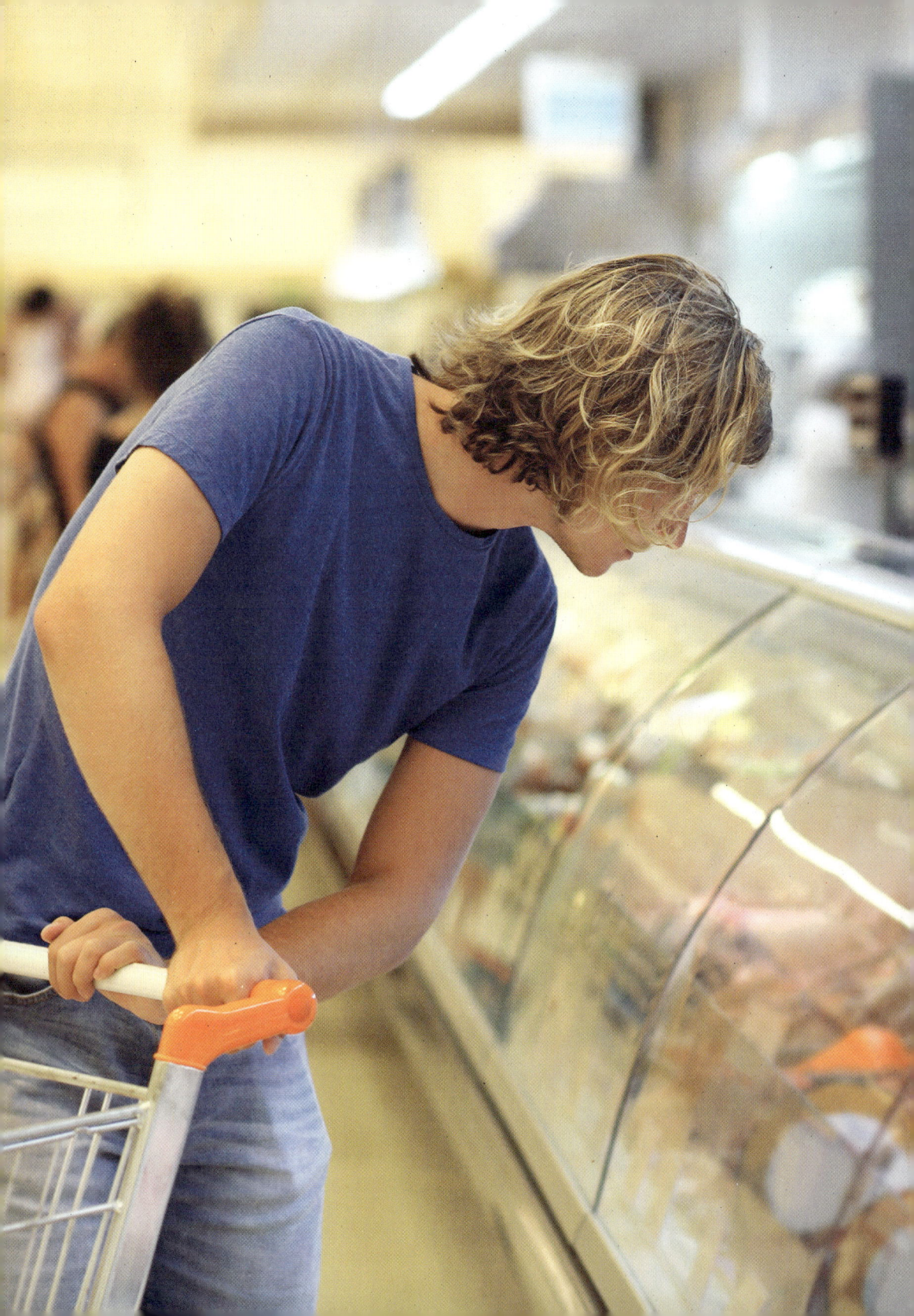

GEFÄHRLICH ODER UNBEDENKLICH?

Zusatzstoffe haben einen schlechten Ruf. Sie fördern Allergien, Krebs, Übergewicht und andere Erkrankungen, heißt es. Aber stimmt das so? In strengen Zulassungsverfahren werden die Additive schließlich unter die Lupe genommen.

Lebensmittelzusätze durchlaufen Zulassungsverfahren

Das Prozedere für Additive ist aufwendig. Bevor ein Zusatzstoff auf den Markt kommt, durchläuft er eine Reihe von Prüfungen.

So muss der Anbieter, der den Stoff in den Verkehr bringen möchte, der Europäischen Behörde für Lebensmittelsicherheit (EFSA) und weiteren angeschlossenen Fachbehörden verschiedene wissenschaftliche Informationen zur Verfügung stellen. Dazu zählen Daten zur Aufnahme der Substanz in den Körper, Verstoffwechslung und Ausscheidung. Auch Toxizität (Giftigkeit), Krebsrisiken und Auswirkungen auf das Erbgut werden überprüft.

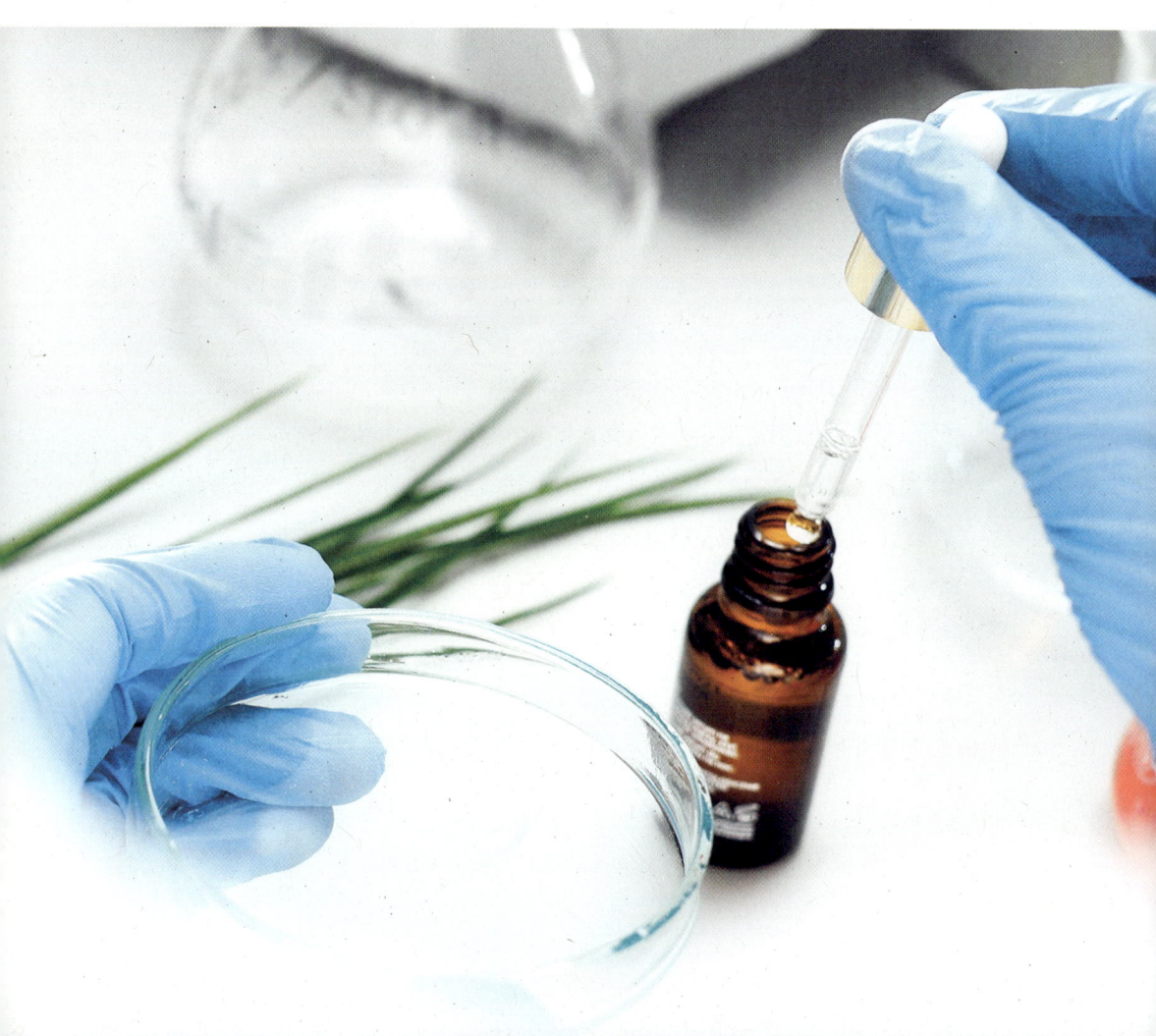

No Effect?

Sofern grundsätzlich nichts gegen die Verwendung spricht, wird für viele Substanzen anschließend die Menge für die tägliche Aufnahme festgelegt. Dieser sogenannte ADI-Wert (**A**cceptable **D**aily **I**ntake) basiert meist auf Tierversuchen, da sich Versuche am Menschen aus ethischen Gründen verbieten. Die Dosis, durch die auch bei regelmäßigem Verzehr keine unerwünschten Reaktionen auftreten, wird außerdem mit einem Sicherheitsfaktor versehen. Dieser beträgt meist 100 – somit ist die letztendlich erlaubte maximale Menge immer etwa ein Hundertstel geringer als der sogenannte »no effect level«. Diese Menge kann – zumindest theoretisch – ein Leben lang aufgenommen werden, ohne dass Gesundheitsstörungen zu erwarten sind.

Ein Restrisiko bleibt

Doch die Studien und Informationen, die Hersteller den Behörden zur Verfügung stellen, sind oft unvollständig. »Es besteht nach wie vor ein anhaltender Mangel an Daten«, kritisierte die EFSA erst kürzlich.[4] So treten manche Risiken erst zutage, wenn ein Zusatzstoff bereits eingesetzt wird. Etwa die Hälfte der für Lebensmittel in der EU erlaubten Zusatzstoffe sei gesundheitlich umstritten, warnt die Lebensmittelorganisation Foodwatch in ihrem aktuellen Report *Rechtlos im Supermarkt*.[5] Außerdem hat die Stiftung Warentest hatte zuletzt 120 der 330 bewerteten Zusatzstoffe mit dem Hinweis »eventuell bedenklich« beurteilt. Weil also ein Restrisiko besteht, kommen derzeit alle Zusatzstoffe, die vor dem 20. Januar 2009 zugelassen wurden, erneut bei der EFSA und den angegliederten Fachbehörden auf den Prüfstand. Abgeschlossen sein soll die Prüfung bis zum Jahr 2020.

Von Alzheimer bis Zappeligkeit

Zusatzstoffe stehen hart in der Kritik. Sie können nicht nur Hyperaktivität und Übergewicht fördern, sondern auch Ursache für Herz- und Nierenerkrankungen sein.

Kritische Phosphate

Zu den Zusatzstoffen, die in den vergangenen Jahren besonders in die Kritik geraten sind, zählen vor allem Phosphate (E 338 bis 340 und E 450 bis 452). Sie gelten als Knochenkiller, weil sie Kalzium aus den Knochen lösen und sie instabil machen. Mit einem Liter Cola, der die erlaubte Höchstmenge an Phosphorsäure enthält, werden bereits 50 bis 75 Prozent der täglich akzeptablen Phosphatmenge getrunken. Doch zugesetztes Phosphat findet sich auch in Bratwurst, Aufschnitt, Döner, Schmelzkäse, Backpulver und Instantkaffee. Die Grenze der vertretbaren Aufnahme ist also mitunter schnell erreicht. Bio-zertifizierte Produkte enthalten jedoch keine Phosphate, da die ökologischen Vorgaben dies grundsätzlich nicht erlauben (mit Ausnahme von Calciumphosphat (E 341), das als Säureregulator, Trenn- oder Festigungsmittel verwendet wird).

Lange Zeit galten Lebensmittel mit zugesetzter Phosphorsäure nur für Menschen mit Nierenschäden oder einer bestehenden koronaren Herz-

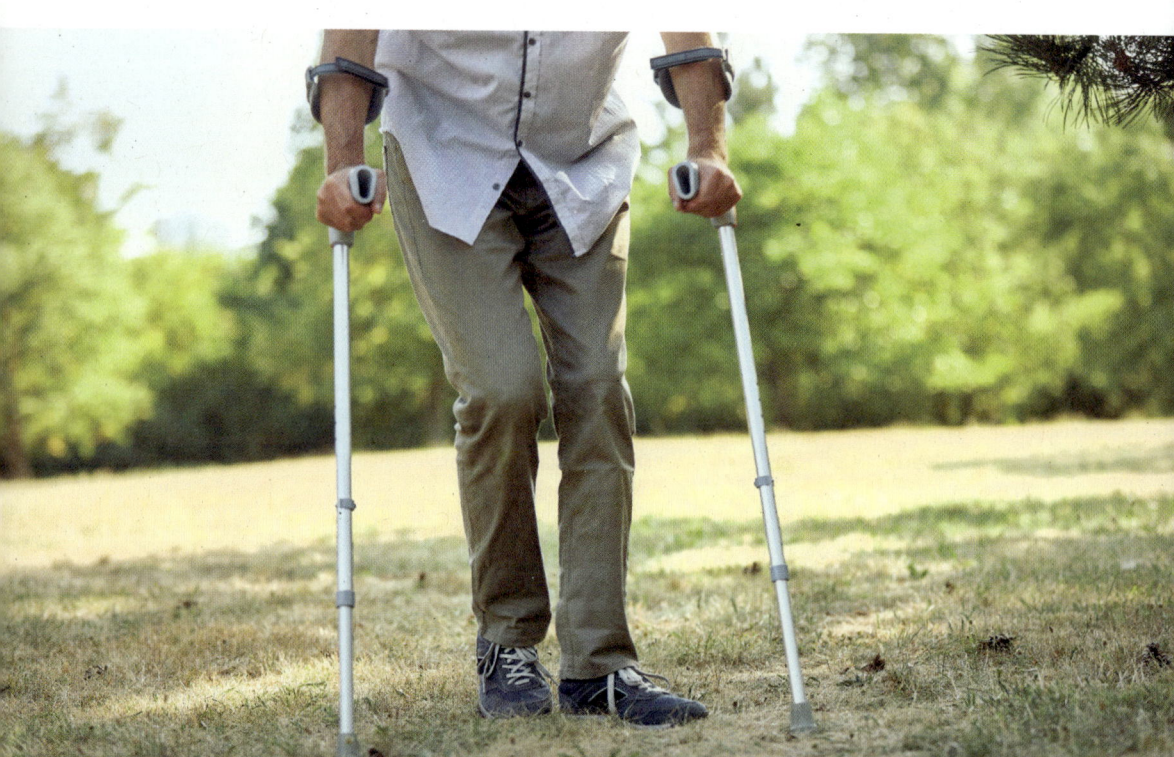

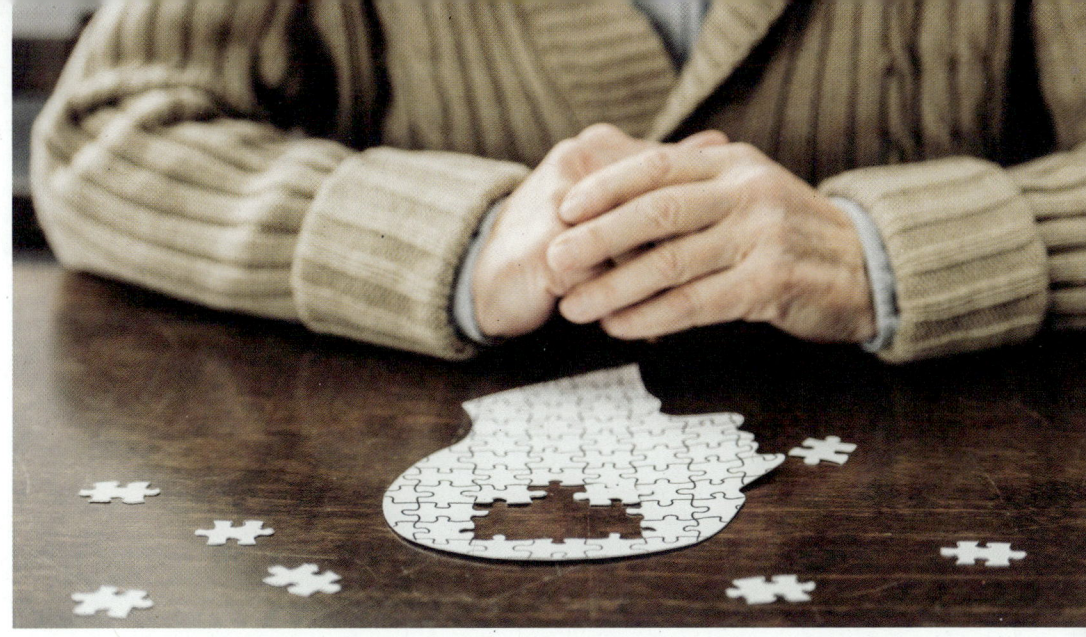

erkrankung als Risiko, da sie vorgeschädigte Organe wie Nieren und Gefä-ße belasten. Doch nach heutigem Wissensstand setzt Phosphat auch den Nieren und Gefäßen gesunder Menschen zu und erhöht somit das Risiko für Nieren- und Herzerkrankungen, warnten Mediziner im *Deutschen Ärzte-blatt.*[6] Die Ärzte fordern darum, den Verzehr von Fertigprodukten und Fast Food einzuschränken. Auch sollte es eine quantitative Kennzeichnung auf verarbeiteten Lebensmitteln geben, wie viel Phosphat darin enthalten ist. Zurzeit muss zwar der Stoff in der Zutatenliste aufgeführt werden, nicht jedoch die enthaltene Menge.

Die Ärztewarnung gilt nicht für Phosphat, das natürlicherweise in Lebens-mitteln vorkommt, etwa in Hülsenfrüchten und Milchprodukten. Dieses Phosphat wird vom Körper nur in geringen Mengen aufgenommen und ist für den Stoffwechsel sogar lebenswichtig.

Mögliche Erkrankungen

Zusatzstoffe machen nicht nur Herz und Nieren krank. Diskutiert werden noch weitere Zusammenhänge. Ein Überblick:

Zwischen der **Alzheimer-Erkrankung** und Zusatzstoffen, die Alumini-um enthalten (E 173, E 520 bis 523, E 541), gibt es möglicherweise eine Verbindung. Tierversuche und Untersuchungen an Zellkulturen zeigten, dass Aluminium die für die Alzheimer-Krankheit typische Ablagerung von Plaques in Form von Amyloid-Proteinen im Gehirn begünstigt.

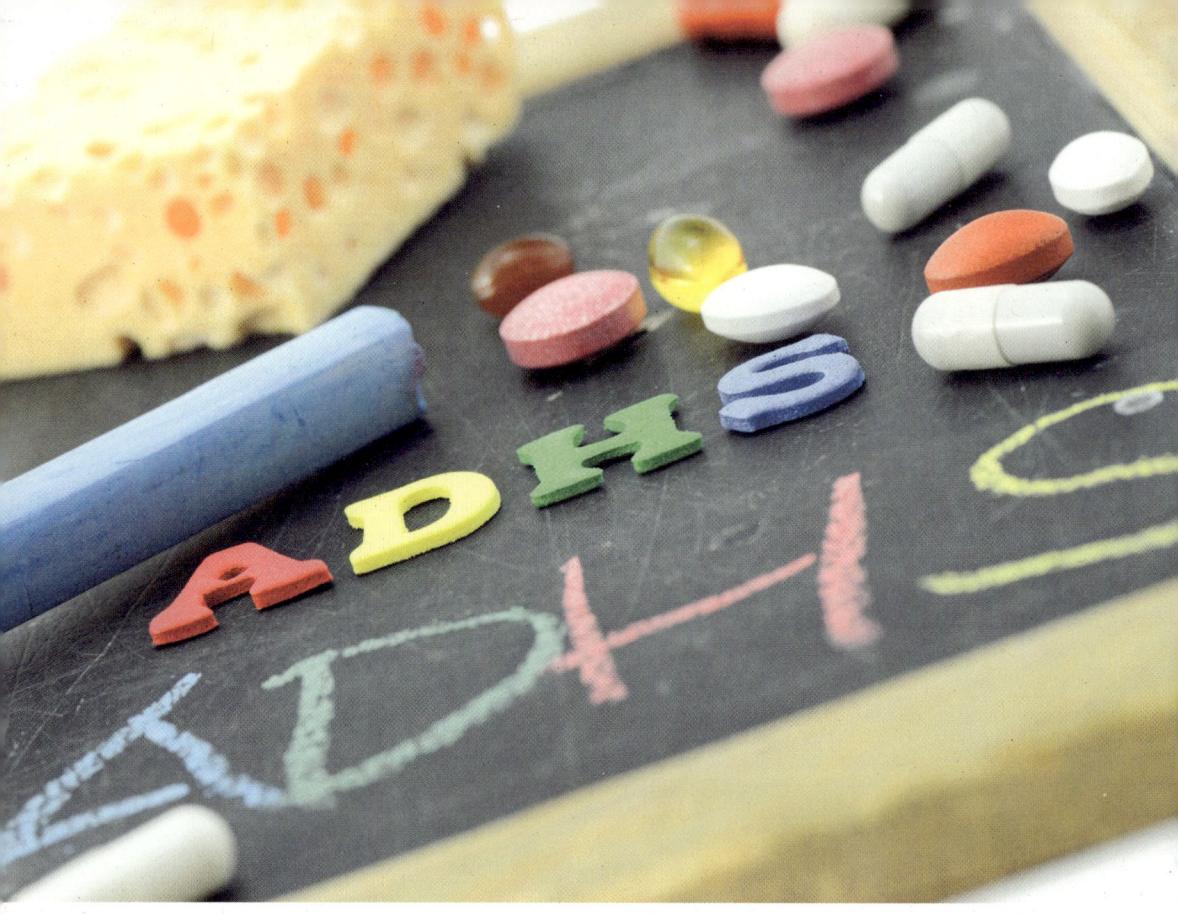

Hyperaktivität, insbesondere bei Kindern, wird einer britischen Studie von 2007 zufolge auch mit sogenannten Azofarbstoffen in Verbindung gebracht.[7] Lebensmittel, die mit den Farbstoffen Tartrazin (E 102), Chinolingelb (E 104), Gelborange (E 110), Azorubin (E 122), Cochenillerot A (E 124) und Alluarot AC (E 129) gefärbt sind, müssen seit 20. Juli 2010 den Hinweis tragen »Kann sich nachteilig auf die Aktivität und Konzentration von Kindern auswirken«. Bei der Lebensmittelbehörde EFSA kamen bis 2016 zudem weitere 41 Farbstoffe auf den Prüfstand. Das Ergebnis: Die Höchstmengen für drei Stoffe wurden verschärft, ein Schönfärber wurde ganz verboten.

Krebserkrankungen werden auch in Verbindung mit Süßstoffen wie Aspartam, Cyclamat und Saccharin gebracht. Doch die Studienlage ist hier nicht eindeutig. Ergebnisse, die ein Krebsrisiko sehen, stammen teils aus Tierversuchen und teils aus dem Verzehr sehr großer Mengen.

Unklar ist also, ob das Krebsrisiko auch für Menschen gilt, die täglich nur ein wenig Süßstoff zu sich nehmen. Auch Nitrat und Nitrit, die etwa als Pökelstoffe in Wurst eingesetzt werden, stehen unter Krebsverdacht. Gemeinsam mit Eiweißstoffen aus der Nahrung können sich Nitrosamine bilden, die als krebserregend gelten. Beta-Carotin, ein Zusatzstoff in Säften und Butter und Bestandteil von Nahrungsergänzungsmitteln, kann in hohen Mengen bei Rauchern das Risiko für Lungenkrebs erhöhen.

Übergewicht soll durch den Verzehr von Geschmacksverstärkern und durch Süßstoffe wie Aspartam, Saccharin und Cyclamat gefördert werden. Glutamat und Co. regen den Appetit an, sodass mehr gegessen wird, als der Figur guttut. Süßstoffe hingegen suggerieren dem Körper und insbesondere dem Gehirn, dass süße Nahrung folgt. Bleibt diese aus, fordert der Körper mehr Essen, Überernährung kann die Folge sein.

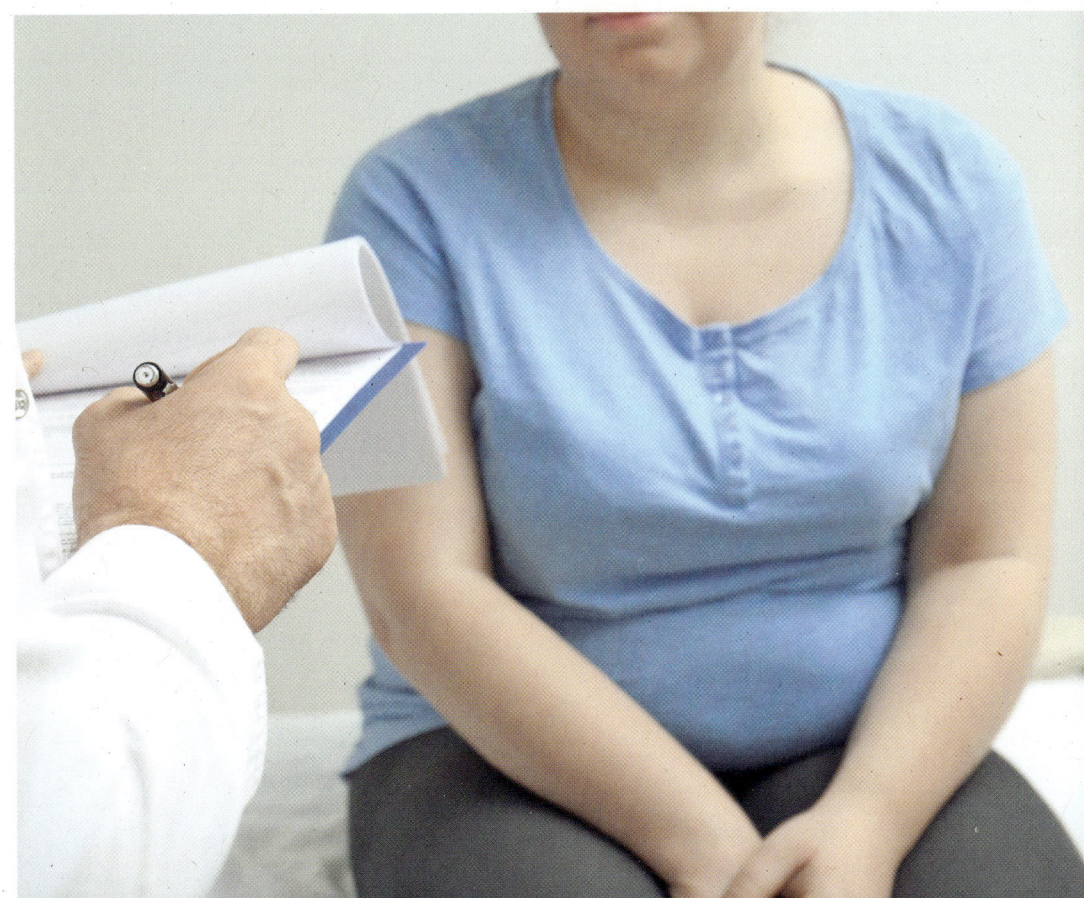

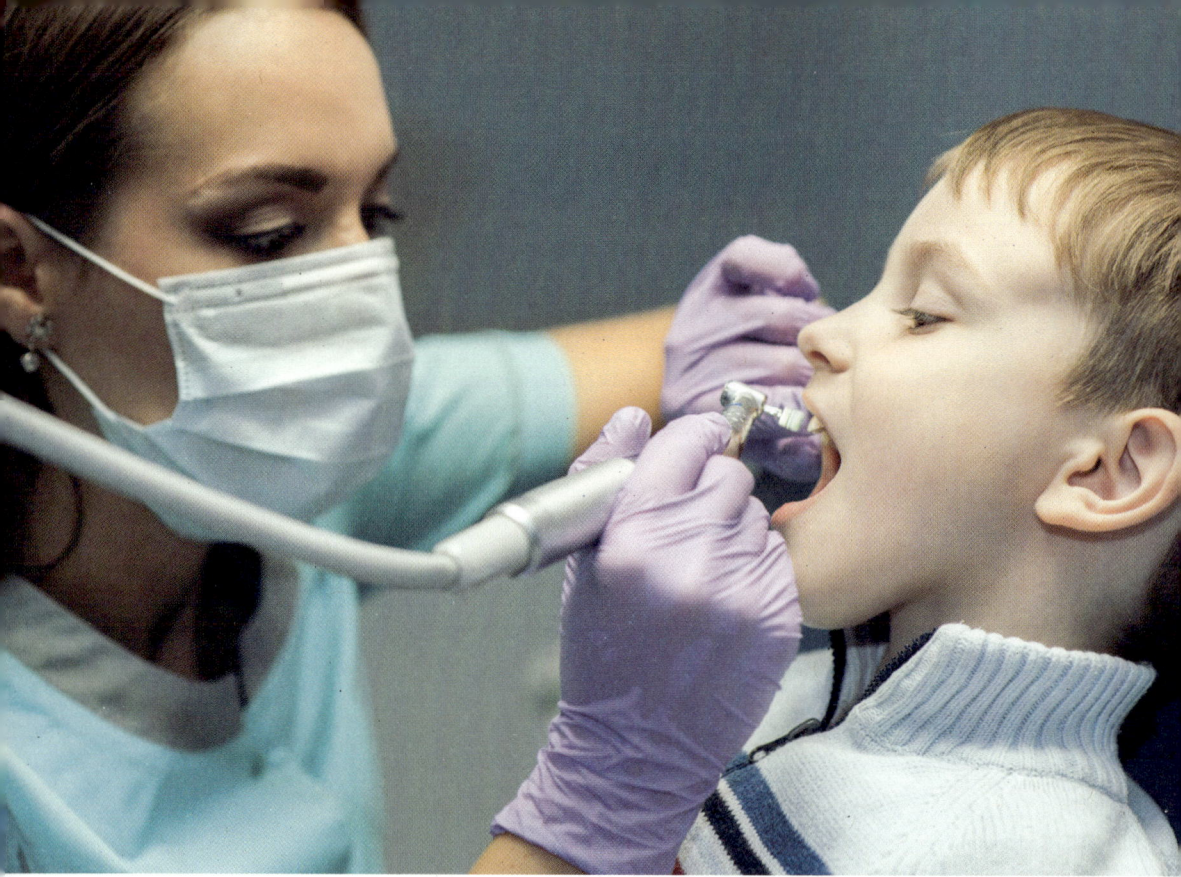

Zahnschäden werden nicht nur durch Zucker, sondern auch durch säurehaltige Zusätze in Lebensmitteln und Getränken hervorgerufen. Vor allem die darin oft enthaltene Citronensäure (E 330) macht die Zähne kaputt.

Bei bestehenden Erkrankungen ist Meiden ein Muss

Natürlich wird man nicht gleich krank, wenn man ein Lebensmittel mit Zusatzstoff verzehrt. Erst auf Dauer können manche Substanzen Gesundheitsschäden hervorrufen. Es ist darum vertretbar, wenn doch mal ein Lebensmittel mit Zusatzstoffen gegessen wird, etwa unterwegs oder im Urlaub.

Manche Menschen *müssen* jedoch bestimmte Zusatzstoffe meiden. Bei einer **Phenylketonurie** kann die Aminosäure Phenylalanin, ein Eiweißstoff, vom Körper nicht abgebaut werden. Betroffene müssen alle Lebensmittel meiden, die Phenylalanin enthalten. Dazu zählen die Süßstoffe Aspartam (E 951) und Aspartam-Acesulfamsalz (E 962). Damit gesüßte Lebensmittel tragen den Hinweis »enthält eine Phenylalaninquelle«.

Ist der Abbau von Harnsäure im Körper gestört, reichert sich die Säure im Körper an, und zwar insbesondere in Gelenken und Geweben. Die Folge dieser **Hyperurikämie** ist Gicht. Betroffene müssen darum Lebensmittel und Zusätze meiden, bei deren Abbau Harnsäure entsteht. Neben tierischen Lebensmitteln wird auch bei einigen Geschmacksverstärkern Harnsäure gebildet. Dazu zählen die Zusatzstoffe E 626 (Guanylsäure) bis E 635 (Dinatrium-5'-ribonucleotid).

ALLERGIEN DURCH ZUSATZSTOFFE?

Echte Allergien scheinen eher selten durch Zusatzstoffe hervorgerufen zu werden. Jedoch kann es zu sogenannten Pseudoallergien kommen. Hierbei findet zwar keine Reaktion des Immunsystems statt – was typisch ist für Allergien –, aber die Symptome sind dieselben: Die Augen tränen, die Nase läuft, die Haut rötet sich, und es kann zu Asthmaanfällen kommen. Bis zu 0,15 Prozent der Bevölkerung reagiert auf Zusatzstoffe pseudoallergisch, so das Bundeszentrum für Ernährung.[8]

Mögliche Auslöser sind:

Farbstoffe: Kurkumin (E 100), Karmin (E 120), Azorubin (E 122), Amaranth (E 123), Cochenillerot (E 124) und Carotine (E 160a).

Geliermittel: Traganth (E 413), Carrageen (E 407), Pektin (E 440) und Guarkernmehl (E 412).

Konservierungsstoffe: Benzoesäure (E 210), Natriumbenzoat (E 211), Kaliumbenzoat (E 212), Calciumbenzoat (E 213) und Sorbinsäure (E 200).

Geschmacksverstärker: Mononatriumglutamat (E 621).

Direkte und indirekte Gentechnik

Bei der Herstellung von Zusatzstoffen und Enzymen ist oft Gentechnik im Spiel. Davon erfahren Verbraucher aber meist nichts. Denn die Mehrzahl der Genzusätze muss nicht gekennzeichnet werden.

Der Vanillepudding hat eine sattgelbe Farbe, weil der Farbstoff Kurkumin (E 100) ihn färbt. Der Brotaufstrich bekommt durch das aus Rotalgen gewonnene Dickungsmittel Agar-Agar (E 406) eine streichfähige Konsistenz. Diese Zusätze haben eines gemeinsam: Sie werden aus natürlichen Rohstoffen pflanzlicher Herkunft gewonnen, aber mithilfe mechanischer oder physikalischer Verfahren. Das ist akzeptabel, denn es werden keine gentechnischen Verfahren genutzt.

Direkte Gentechnik

Oft spielt die Gentechnik bei der Herstellung von Zusatzstoffen und insbesondere von Enzymen aber eine entscheidende Rolle. In der aktuellen E-Nummern-Liste der Stiftung Warentest (2017)[9] wird bei rund der

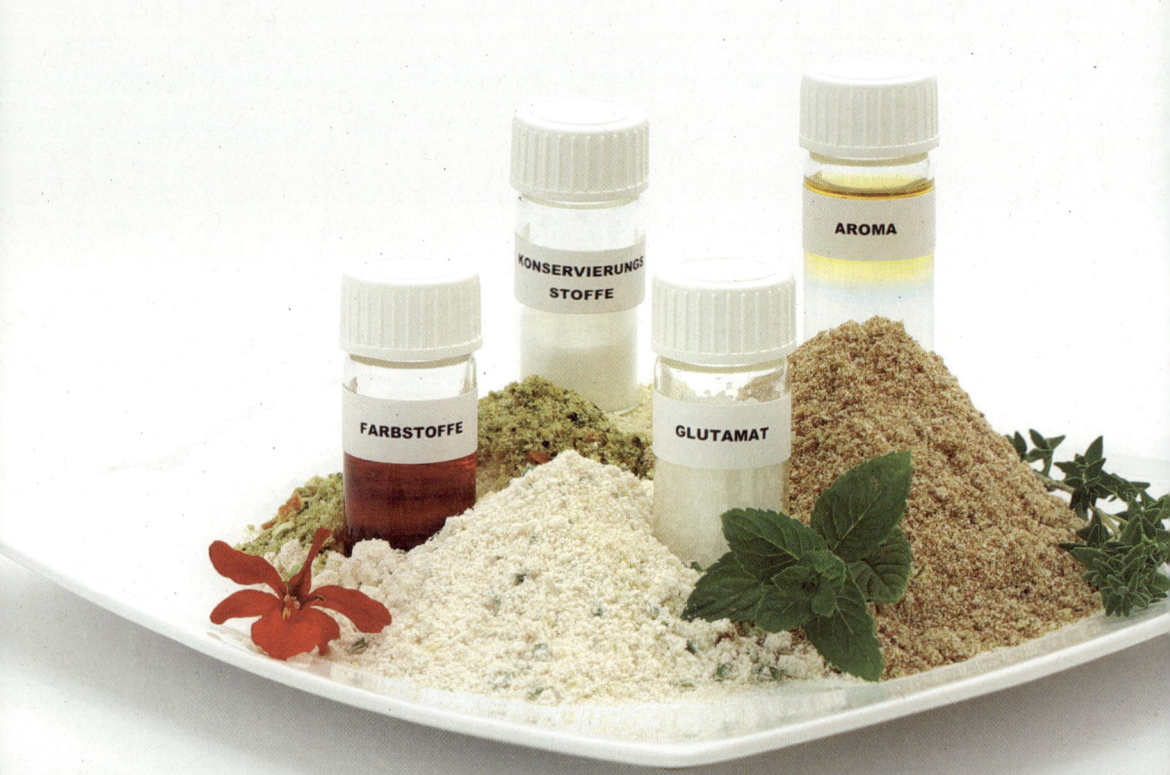

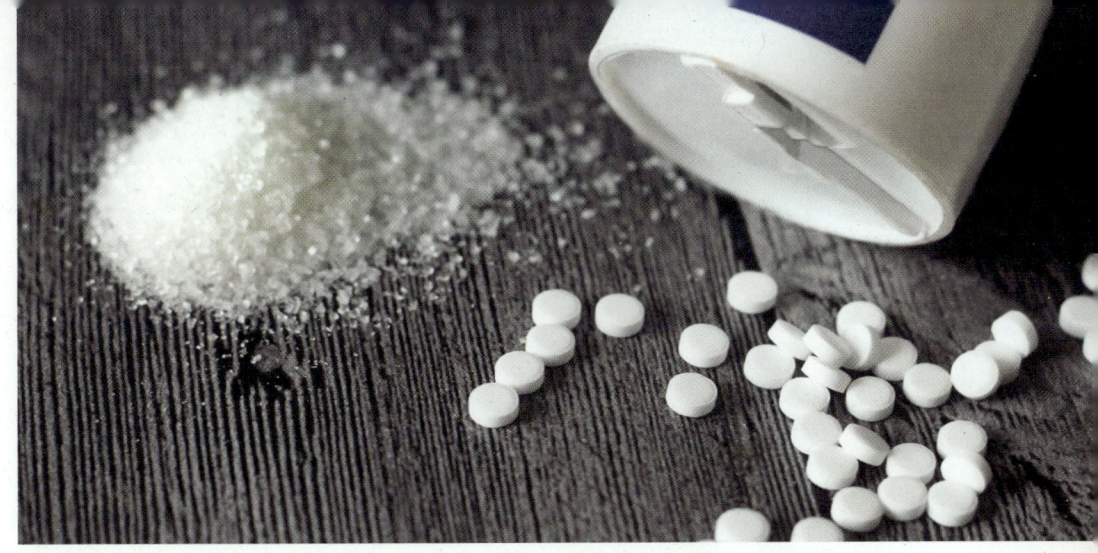

Hälfte der 330 bewerteten Zusatzstoffe angegeben, dass Gentechnik im Spiel sein kann. Doch man muss unterscheiden: Es gibt Zusatzstoffe, die direkt, und welche, die indirekt mit Gentechnik in Berührung kommen. Wenn die gewünschte Substanz *aus* einem gentechnisch manipulierten Rohstoff gewonnen wird – also isoliert, aufbereitet und schließlich für Lebensmittel genutzt wird –, handelt es sich um direkte Gentechnik. Der Emulgator Lecithin etwa kann aus gentechnisch veränderten Sojabohnen stammen und das Dickungsmittel Cellulose aus gentechnisch behandelter Baumwolle. Auf dem Etikett müssen sie mit dem Hinweis »aus gentechnisch veränderten … (z. B. Sojabohnen)« gekennzeichnet werden. So weit, so gut.

Indirekte Gentechnik

Kommen die Zusätze hingegen »nur« indirekt mit der Gentechnik in Berührung, entfällt die Kennzeichnungspflicht. Solche Zusatzstoffe werden mithilfe gentechnisch manipulierter Mikroorganismen erzeugt, also mit Hefen, Bakterien und Schimmelpilzen. Die Mikroorganismen bilden den gewünschten Zusatzstoff und scheiden ihn nach einiger Zeit in ein Nährmedium aus. Alternativ werden Mikroorganismen, die selbst nicht gentechnisch verändert sind, mit Gennährstoffen »gefüttert«, die wiederum den gewünschten Stoff produzieren. Im Zusatz- oder Hilfsstoff selbst ist die manipulierte Erbsubstanz dann jedoch nicht nachweisbar. Und somit gibt es auch keine Deklarationspflicht. Zu dieser Kategorie zählen der Geschmacksverstärker Glutamat und der Süßstoff Aspartam, die aus gentechnisch veränderten Aminosäuren (Eiweißen) gewonnen werden.

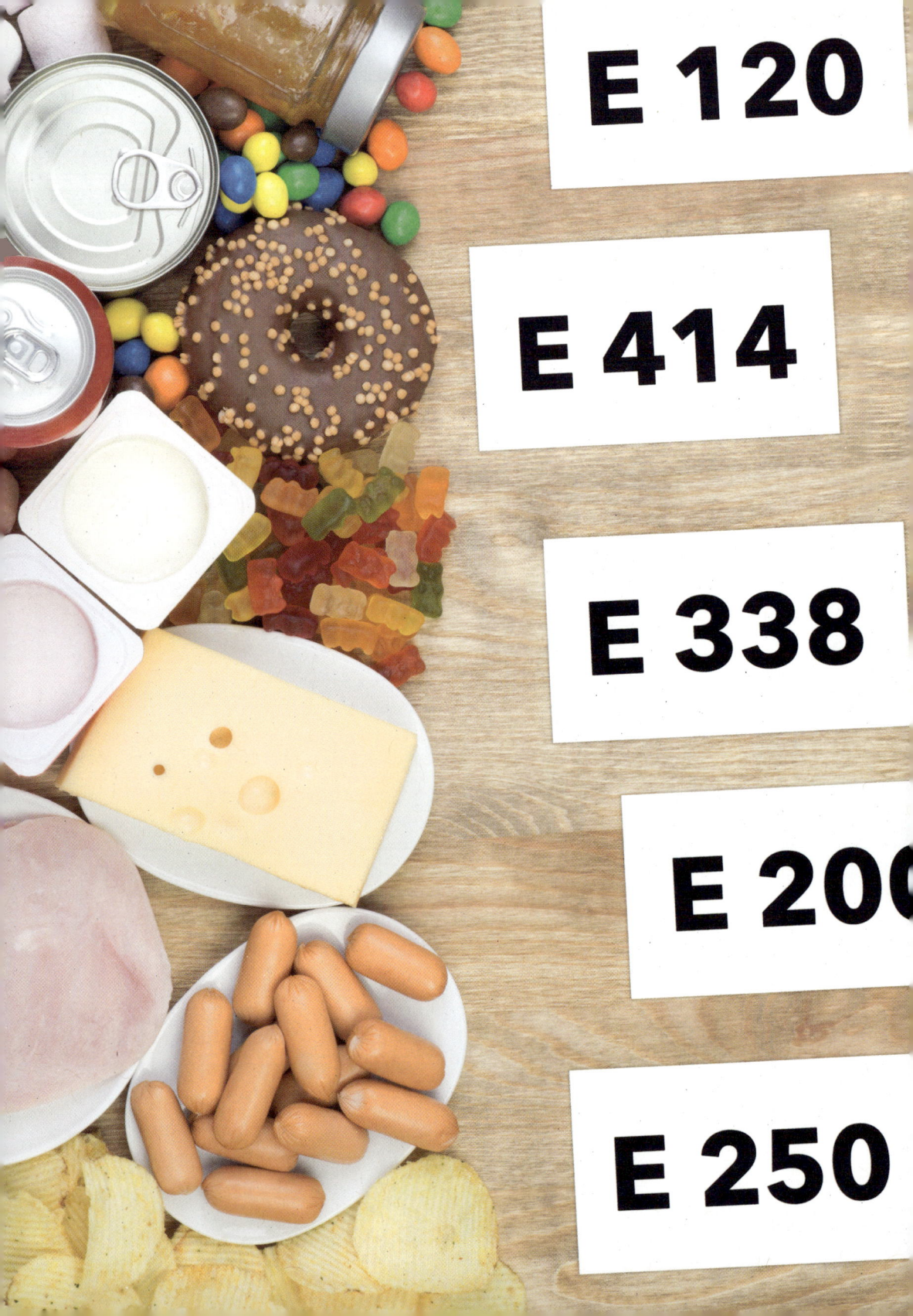

E 120

E 414

E 338

E 200

E 250

»FREI VON ...«
IST NICHT OHNE

Weil sie bei Verbrauchern einen schlechten Ruf haben, werden Konservierungsstoffe, Farb- und Süßstoffe zunehmend aus der Zutatenliste gestrichen. Frei von den Zusätzen, die Lebensmittel bunter, haltbarer oder sämiger machen, sind diese dadurch aber noch lange nicht.

So werden Etiketten reingewaschen

Auf der einen Seite eliminieren die Anbieter Zusatzstoffe werbewirksam aus Rezepturen, weil Verbraucher Lebensmittel fordern, die frei von Zusätzen sind. Immer mehr Packungen wirken darum »clean«, also sauber, weil sie »ohne künstliche Aromen«, »ohne Konservierungs- und Farbstoffe« oder »ohne Geschmacksverstärker« sind.

Auf der anderen Seite werden in der EU aber auch immer mehr Zusatzstoffe zugelassen – neue Produktkreationen erfordern schließlich andere Zusätze. Auch möchten die Hersteller ihre Produkte weltweit anbieten, was wiederum gewisse Anpassungen an Rezepturen erfordert – und somit noch mehr Zusätze, die bei der europäischen Lebensmittelbehörde EFSA zur Prüfung vorgelegt werden. Waren vor wenigen Jahren noch rund 320 Zusatzstoffe in Europa für Lebensmittel zugelassen, so sind es heute rund 400 Substanzen.

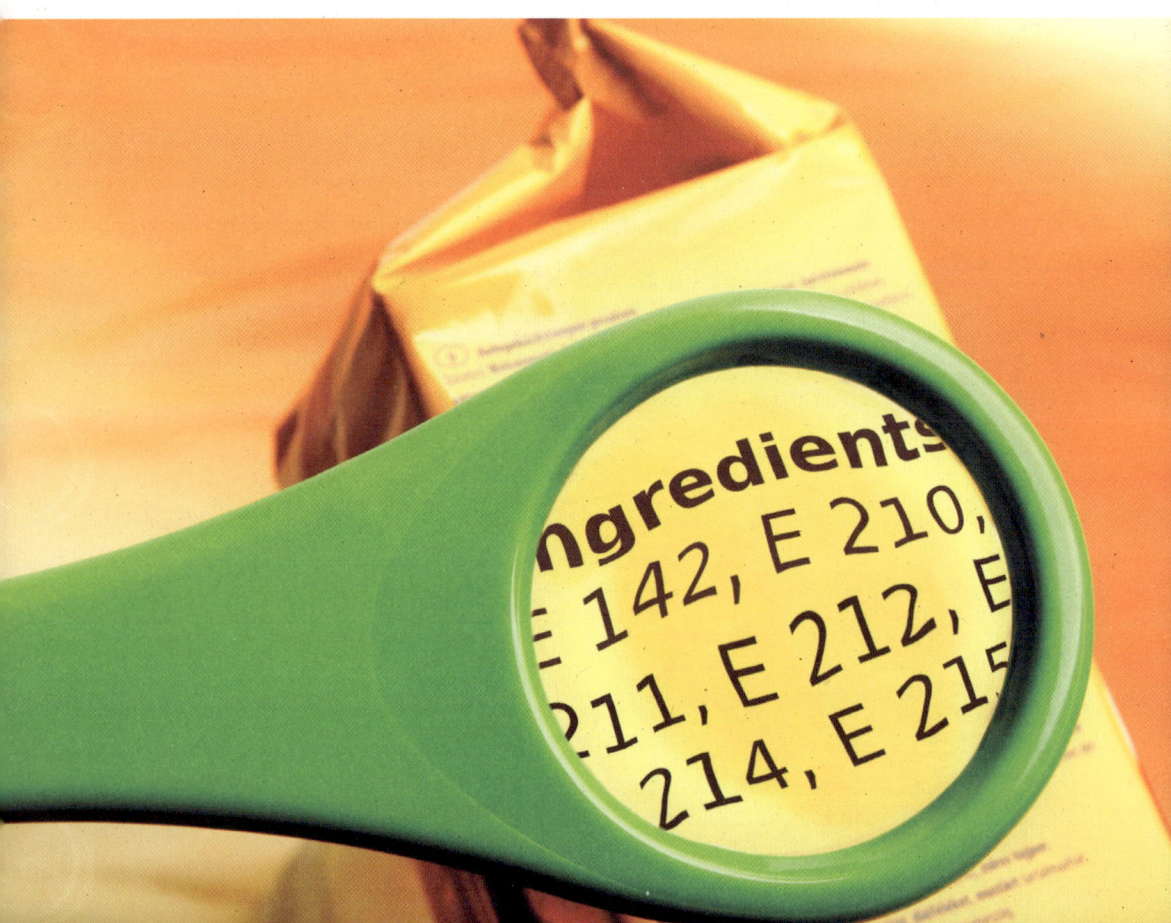

Funktionale Additive haben keine E-Nummer

Obwohl immer mehr Hersteller mit »ohne« werben, heißt das nicht, dass die Lebensmittel auch »ohne« sind. Stattdessen werden Substanzen eingesetzt, die dieselbe Wirkung haben wie ein Zusatzstoff, aber keine Zusätze im Sinne des Lebensmittelrechts sind. Im Zutatenverzeichnis auf der Verpackung tragen sie also keine E-Nummer und keinen Hinweis auf die jeweilige Wirkung, wie z. B. »Dickungsmittel« oder »Farbstoff«. So werden die Etiketten ganz einfach »reingewaschen«. Funktionale Additive ist die korrekte Bezeichnung für Substanzen, die statt eines Zusatzstoffs in Lebensmitteln eingesetzt werden, um eine bestimmte Wirkung zu erzielen. Ein weiterer Vorteil dieser funktionalen Additive ist, dass die toxikologische Prüfung (siehe Seite 13 und 22) damit umgangen werden kann.

Drei Beispiele für Irreführung

Ohne künstliche Farbstoffe: Statt einer Lebensmittelfarbe mit E-Nummer wird ein natürliches Färbemittel eingesetzt. Der Fruchtjoghurt wird durch Rote Bete rosa, der Vanillejoghurt durch einen Kürbisextrakt gelb und die Wasabinüsse durch Algenpulver grün. Auf dem Etikett steht lediglich die entsprechende Zutat, also z. B. Rote-Bete-Pulver oder Kürbiskonzentrat, jedoch keine E-Nummer.

Ohne geschmacksverstärkende Zutaten: Weil Glutamat und Co. einen schlechten Ruf haben, verzichten selbst die großen Nahrungsmittelkonzerne zunehmend darauf – und setzen stattdessen auf Hefeextrakt, Würze auf der Basis von Eiweiß, Tomatenpulver oder Sojaprotein. Denn sie enthalten alle ebenfalls Glutaminsäure, die den Geschmack verstärkt. Das ist aus Sicht der Hersteller sehr praktisch, denn das Etikett bleibt frei von Zusatzstoffen.

Ohne Konservierungsstoffe: Diese Angabe bedeutet meist, dass andere als die üblichen Konservierungsstoffe in einem Produkt enthalten sind: Carnosolsäure beispielsweise, ein Extrakt aus Rosmarin, schützt fetthaltige Speisen vor Verderb. Um die Deklaration (E 392) zu umgehen, wird auch die Bezeichnung »Rosmarinextrakt« verwendet.

Verschleierung kann heikel werden

Ein weiteres funktionales Additiv, das Menschen sogar schaden kann, ist Milchpulver. Es verleiht Produkten eine sämig-vollmundige Konsistenz und wird darum u. a. in Natur- und Fruchtjoghurts eingesetzt.

Heikel ist, dass darin sehr viel Laktose enthalten ist, der Zusatz aber nicht in der Zutatenliste auf der Verpackung angegeben werden muss. Für Menschen mit einer Milchzuckerunverträglichkeit, der Laktoseintoleranz, kann dies gefährlich werden. Denn oftmals wird von ihnen zwar eine kleine Menge Joghurt (ohne Laktosezusatz) vertragen – der natürliche Milchzucker aus der Milch wird im Zuge der Herstellung von Mikroorganismen zum Teil abgebaut –, nicht jedoch größere Mengen, wie sie in einem angereicherten Joghurt enthalten sind. Sie bekommen nach dem Verzehr darum Bauchschmerzen und Durchfall. Nach einem Check des *Slow Food Magazins*[10] kann Kirschjoghurt bis zu zwei Prozent Milchpulver enthalten – und das ohne Deklaration. Das gilt leider auch für Bio-Produkte.

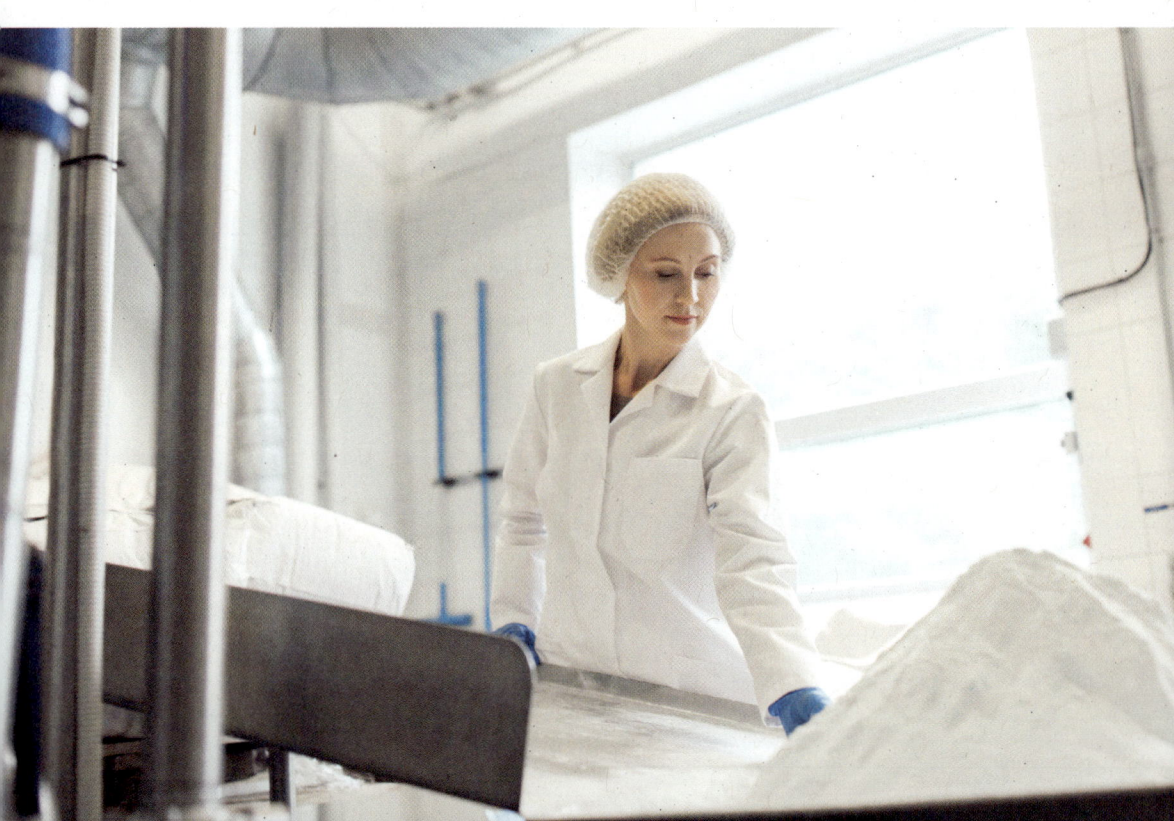

Clean-Angaben verwirren Verbraucher nachweislich

Die »ohne«-Werbung geht auf. Denn sie wird von Konsumenten oft missverstanden, zeigt eine Umfrage des Portals Lebensmittelklarheit.[11]

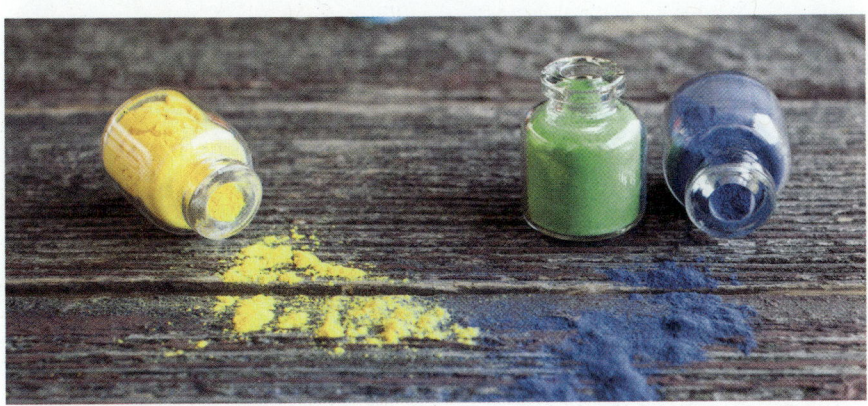

»Ohne (künstliche) Farbstoffe«

Auf die Frage, was sie von einem Erdbeerjoghurt erwarten, der den Hinweis »ohne Farbstoffe« trägt, antworteten gut 80 Prozent der 1021 Befragten: »dass dem Joghurt keine Farbstoffe zugesetzt werden«. Circa die Hälfte der Teilnehmer erwartete hier auch keine alternativen färbenden Zutaten. 60 Prozent wiederum meinten, dass die Farbe des Desserts ausschließlich von Erdbeeren stammen müsse. Dem ist aber nicht so. Wie auf Seite 35 beschrieben, sind Hersteller teilweise sehr kreativ mit färbenden Mitteln, dürfen aber trotzdem »ohne (künstliche) Farbstoffe« auf die Verpackung schreiben.

»Frei von Geschmacksverstärkern«

Ähnlich wurde die Angabe »frei von Geschmacksverstärkern« verstanden. Fast 64 Prozent der Befragten gehen davon aus, dass ein so beworbenes Produkt ohne Aromen sei. Fast die Hälfte erwartet zudem, dass das Lebensmittel ohne Ersatzstoffe ist. Im Gegensatz dazu enthalten solche Produkte jedoch häufig den Ersatzstoff Hefeextrakt. Fazit der Studie: Werbung, die einen »ohne …«-Hinweis trägt, wird relativ leicht missverstanden. Man könnte auch sagen: Die Verbraucher werden getäuscht.

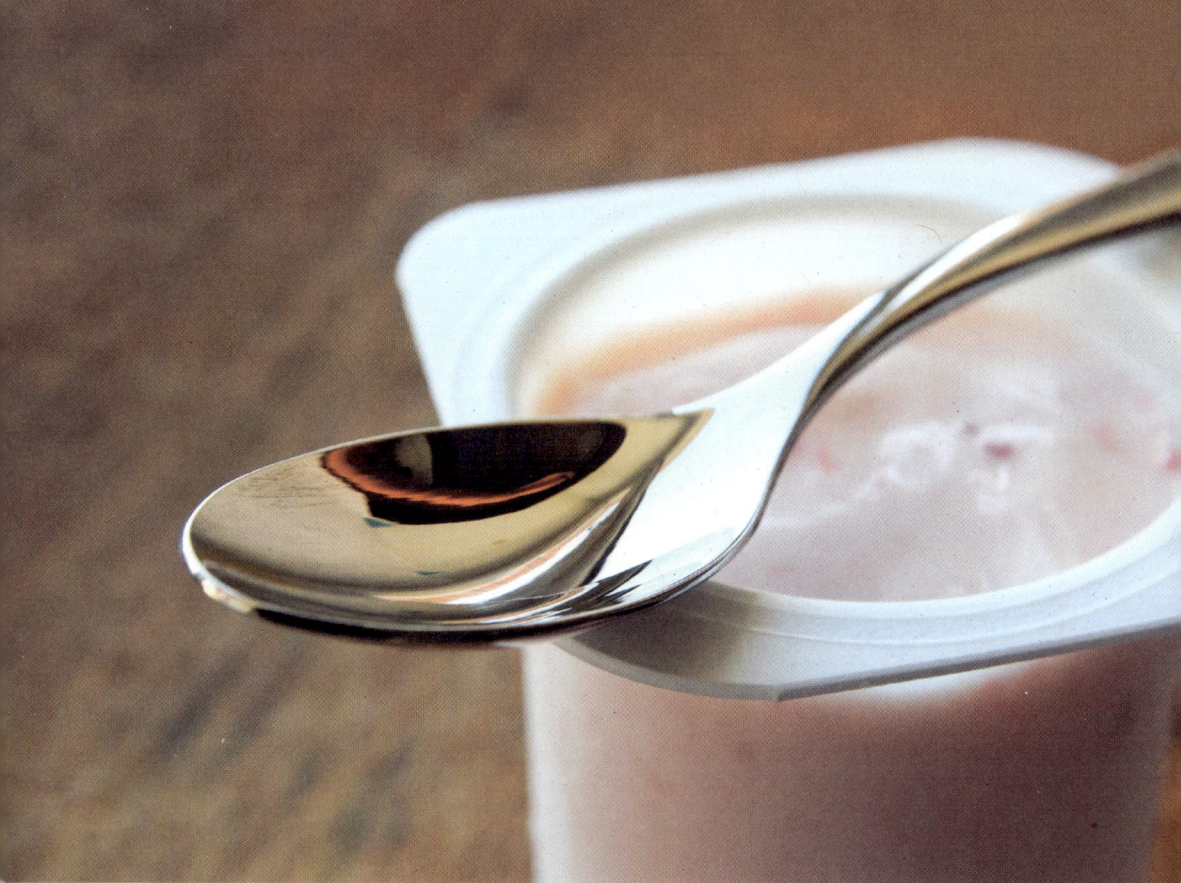

Nicht drauf, aber drin

Eine weitere Möglichkeit, Zusatzstoffe zu verschleiern, ist, sie entsprechend niedrig zu dosieren und einer anderen Zutat unterzumengen, sodass sie keine technologische Wirkung mehr im Endprodukt hat. Enthält z. B. die Wurst im bunten Gemüseeintopf den Konservierungsstoff Nitrit, muss die Substanz nicht in der Zutatenliste auf dem Etikett angegeben werden. Zumindest dann nicht, wenn das Nitrit keine Konservierungswirkung mehr im Endprodukt hat, so das Bundeszentrum für Ernährung.[12] Das Gleiche gilt für Konservierungsstoffe, die in Fruchtzubereitungen für Joghurts stecken. Wird die Substanz entsprechend niedrig dosiert, erfahren Verbraucher nichts davon. »Ohne Konservierungsstoffe« kann also trotzdem bedeuten, dass Mittel zur Erhöhung der Haltbarkeit eingesetzt wurden.

»Ohne ... lt. Gesetz«

Ob Babynahrung oder Fruchtsaft: Der Hinweis auf dem Etikett, die Substanz XX sei »lt. Gesetz« (»laut Gesetz«) nicht in einem Produkt enthalten, soll Lebensmittel »cleaner« machen. Tatsächlich ist dies aber oft eine Werbung mit Selbstverständlichkeiten, urteilte *Öko-Test* in zahlreichen Untersuchungen.[13] Denn Babynahrung darf beispielsweise gar keine Konservierungsstoffe mit E-Nummern enthalten und Fruchtsäfte keine Farbstoffe. Die entsprechenden gesetzlichen Vorschriften untersagen dies.

AUCH VEGANER TAPPEN IM DUNKELN

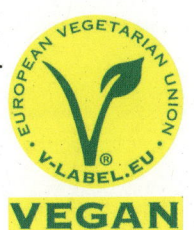

Vegane Lebensmittel enthalten oft besonders viele Zusatzstoffe, da tierische Produkte in Geschmack und Konsistenz nachgebildet werden sollen. Doch oft ist nicht klar, ob neben den Zutaten auch die Zusatzstoffe frei von tierischem Inhalt sind. Produkten, die mit einem der anerkannten Vegan-Label gekennzeichnet sind, kann man hinsichtlich dessen vertrauen, aber was ist mit veganen Produkten wie Säften, Brot und Wein ohne eine solche Vegan-Kennzeichnung? Sie können Zusatzstoffe auf der Basis von tierischen Rohstoffen enthalten oder mit Hilfsstoffen in Kontakt gekommen sein, die tierische Elemente enthalten. Klärhilfsmittel (für Säfte und Weine) und Backenzyme (für Brot und Backwaren) sind z. B. oftmals tierischer Herkunft. Die aktuelle E-Nummern-Liste der Stiftung Warentest zählt 32 Zusatzstoffe auf, deren Herkunft tierischer Natur sein kann. Aufgepasst: Außerdem gibt es einige Zusätze, die versteckte tierische Stoffe enthalten, wie z. B. Karmin, das als Färbemittel für Hilfsstoffe verwendet und aus der Farbe von abgeschabten Krebspanzern gewonnen wird.

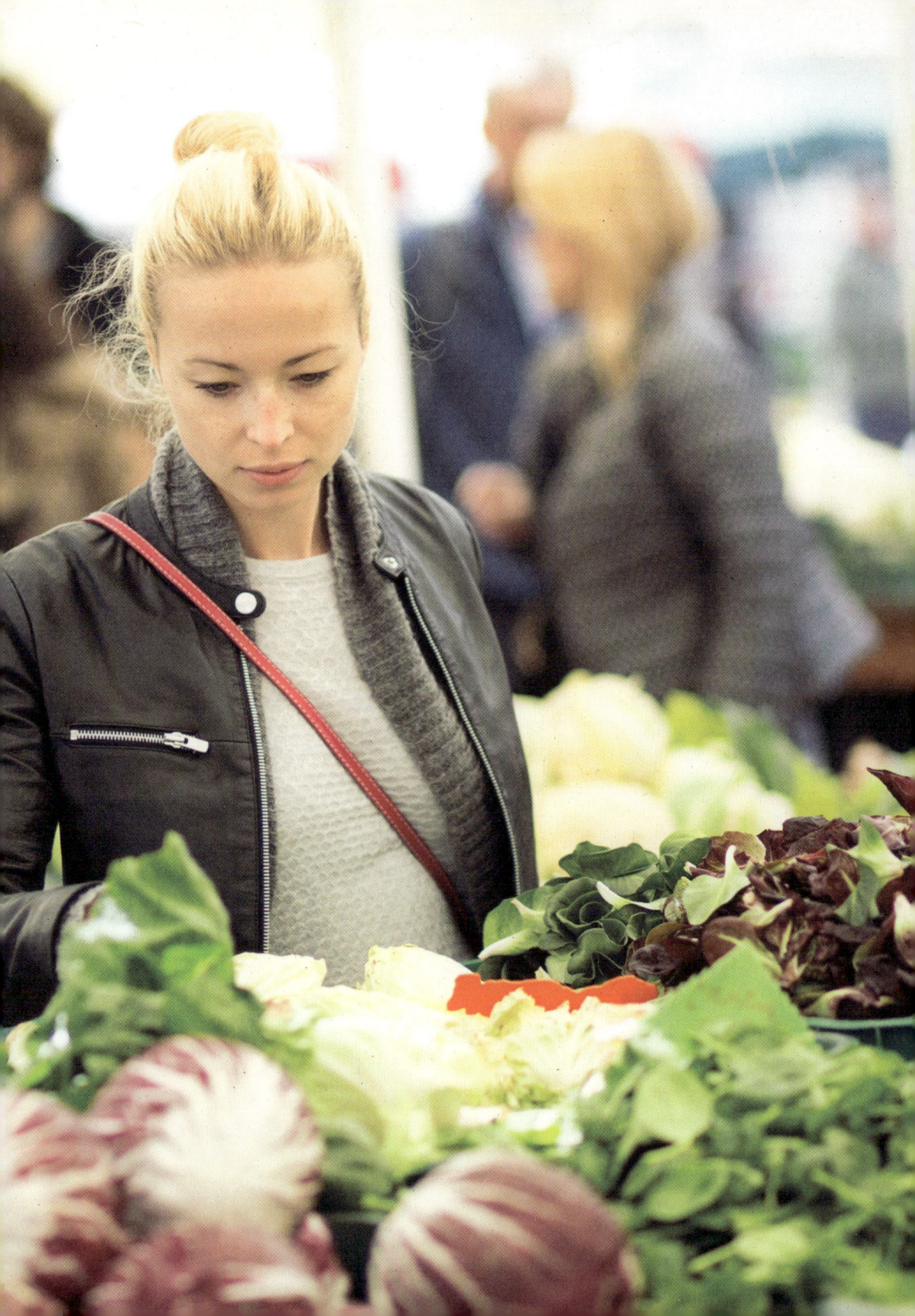

EINKAUFEN OHNE ZUSATZSTOFFE

In Supermärkten, aber auch in Bio-Läden gibt es immer mehr Fertigprodukte. Und damit steigt die Zahl der Speisen, die Zusatzstoffe enthalten. Trotzdem ist es möglich, »ohne« einzukaufen. In jedem Laden gibt es eine große Anzahl an unverarbeiteten Lebensmitteln. Auch Vorverarbeitetes wie passierte Tomaten oder Pizzaböden zum Selbstbelegen bieten eine gute Möglichkeit, im oft turbulenten Alltag zusatzstofffrei zu essen.

WIE ERKENNE ICH GUTE LEBENSMITTEL?

Für die Akteure im Lebensmittelbereich hat das Wort *gut* je nach Sichtweise eine andere Bedeutung. Für Überwachungsbehörden ist ein Lebensmittel *gut*, wenn es alle rechtlichen Vorgaben erfüllt und hygienisch einwandfrei ist.

Firmen finden *gut*, was sich billig herstellen lässt, ein langes Mindesthaltbarkeitsdatum hat und Geld einbringt. Gourmets achten vor allem auf den *guten* Geschmack – oder was sie dafür halten. Doch ein *gutes* Lebensmittel muss mehr sein als keimfrei, gewinnbringend und geschmacksintensiv. Aber was?

Das fragte Annette Sabersky den Chemiker und ehemaligen Leiter der Qualitätskommission von **Slow Food Deutschland, Dr. Hanns-Ernst Kniepkamp**.

Ist ein Lebensmittel gut, wenn es frei von Zusatzstoffen ist?
Käse, Wurst und Wein sollten natürlich möglichst wenige Zusatzstoffe enthalten. Man muss aber auch bedenken: Was ist nötig, was nicht? Ich habe neulich beim Einkaufen ein Glas Meerrettich mit zugesetztem Zitronenaroma gesehen. So etwas braucht kein Mensch.

Wäre es denn möglich, Lebensmittel ganz ohne Zusätze herzustellen?
Ganz ohne funktioniert das leider nicht. Brötchen und Gebäck enthalten immer Triebmittel wie Hefe, Backpulver oder Hirschhornsalz, und eine Rohwurst ganz ohne Nitrate und Nitrite ist nicht wirklich sicher, da Nitrit das Risiko vor mikrobieller Belastung der Wurst reduziert.

Das klingt doch überschaubar. Warum sind trotzdem mehrere hundert Zusatzstoffe und noch viel mehr Hilfsstoffe erlaubt?
Zusatzstoffe werden oft verwendet, um eine schlechte Qualität zu kaschieren. Stellt man ein veganes Schnitzel her, sind diverse Zusatz- und Hilfsstoffe nötig, um eine fleischähnliche Textur und den typischen Geschmack zu erzeugen. Zusatzstoffe sollen aber auch Mängel ausgleichen, die durch fade Rohstoffe, schlechte Qualität der Ausgangsstoffe oder die industrielle Herstellung entstanden sind. Für Brot- und Backwaren sind an sich nur wenige Zusätze erforderlich,

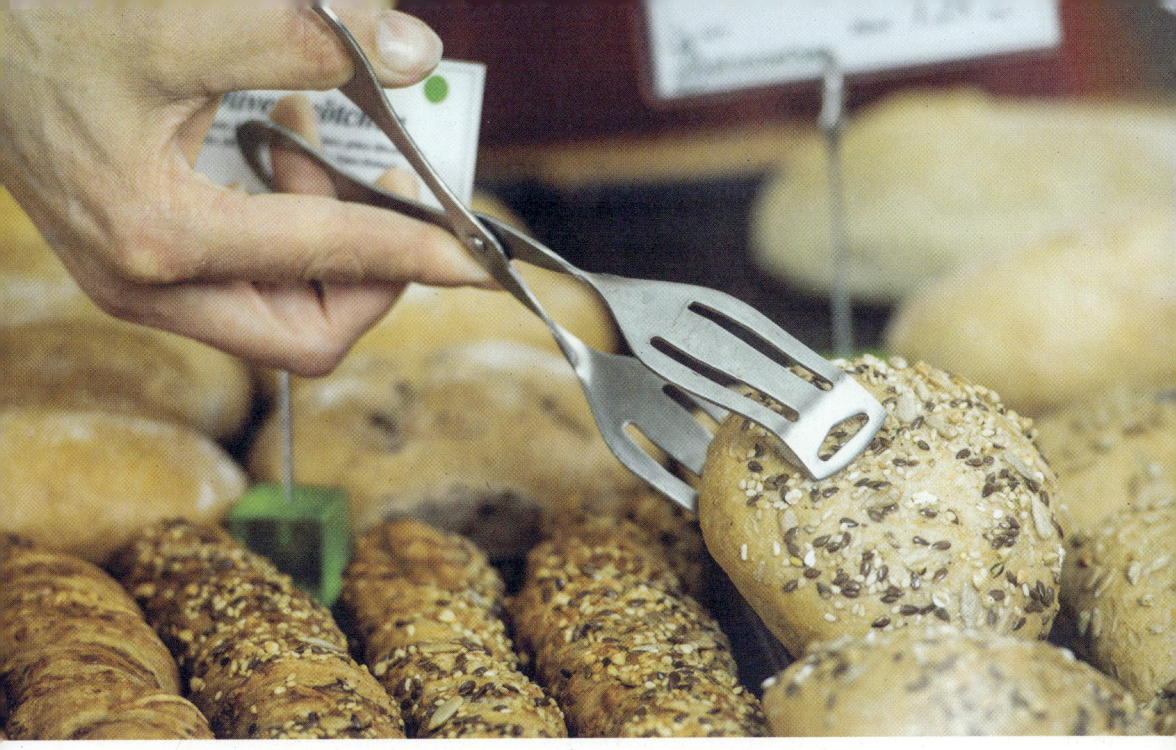

im Katalog der Backhilfsmittel stehen jedoch rund 400 Zusatz- und Hilfsstoffe. Diese sind aber nur dann nötig, wenn man den Verbrauchern rund um die Uhr »frische« Backwaren anbieten möchte. Sie sollen das Brot also möglichst lange frisch halten, knusprig und aromatisch machen – und das alles ohne Bäcker, sondern nur mit Aufbackautomaten.

Was wird benötigt, um ein gutes Lebensmittel herzustellen?

Zunächst braucht es ein gutes Ausgangsmaterial, also beispielsweise Milch, Fleisch und Eier von artgerecht gehaltenen Tieren; Gemüse, Obst und Getreide, die ohne synthetische Pflanzenschutzmittel angebaut werden. Dazu zählt aber auch, dass sowohl der Landwirt als auch der Produzent einen angemessenen und fairen Preis für ihre Produkte erhalten.

Was kann Bio?

Bio ist ein wichtiger Aspekt, wenn wir über gute Lebensmittel sprechen. Denn hier wird im Einklang mit der Natur gewirtschaftet. Jedoch muss man differenzieren. Demeter hat die höchsten Qualitätskriterien, der Verband fordert in seinen Richtlinien eine Kreislauf-

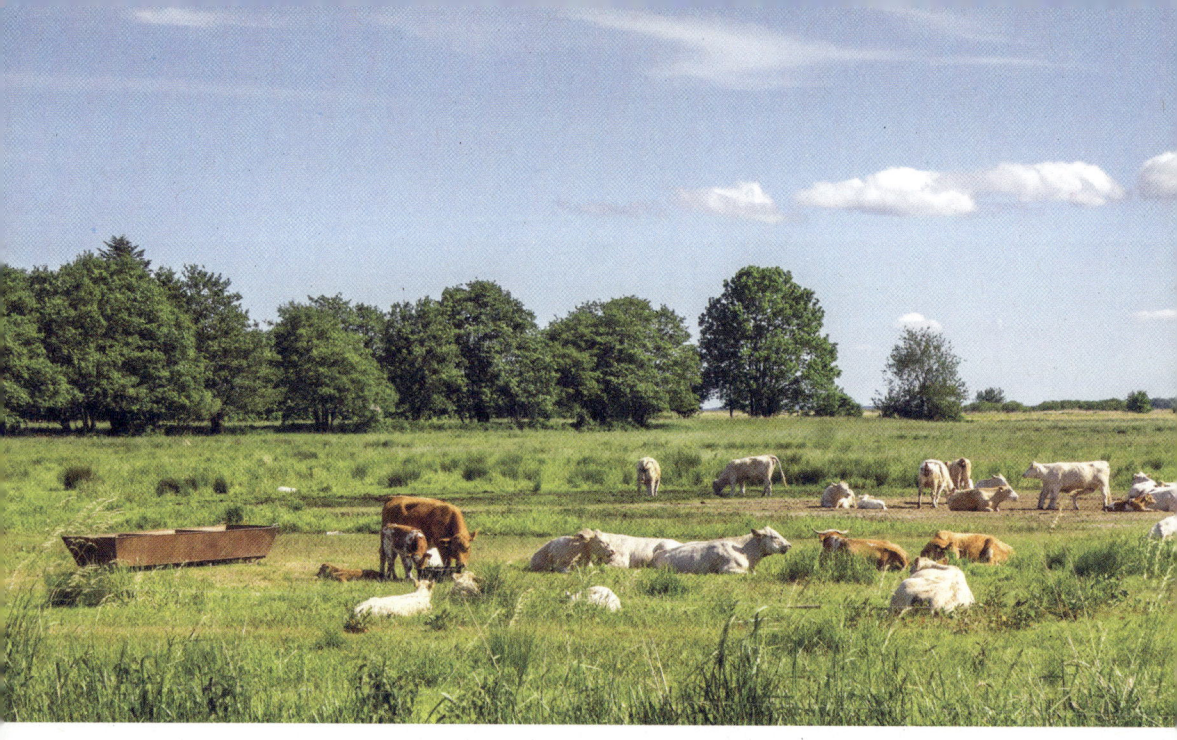

wirtschaft. In jedem Betrieb müssen also Tiere gehalten und Pflanzen angebaut werden. Der Natur wird nicht mehr entnommen, als ihr wieder zurückgegeben werden kann – so schließt sich der Kreis. Andere Bio-Anbauverbände und auch die EU-Öko-Verordnung schreiben dies nicht vor. Darüber hinaus enthalten Bio-Produkte viel weniger Zusatzstoffe als konventionelle – auch wenn zunehmend mehr Zusatzstoffe eingesetzt werden, die eigentlich nicht notwendig sind.

Und alles sollte wie bei Oma von Hand verarbeitet sein?

Früher war nicht alles besser! Bei der Verarbeitung von beispielsweise Milch, Fleisch und Fisch gab es teils riesige Probleme mit der Hygiene. Und die Butter schmeckte oft käsig und roch nach Kuh. Das würde heute niemand mehr akzeptieren. Für gute Lebensmittel braucht es aber schon eine gewisse handwerkliche Herstellung. Das bedeutet aber nicht, dass alles von Hand ohne Maschinen gemacht werden muss. Damit ist gemeint, dass der Hersteller noch Bezug zu dem Lebensmittel haben sollte, das er produziert. Der Bäcker sollte also den Teig von Hand ansetzen, das Kneten jedoch der Maschine überlassen. Oft stehen die Bäcker heute aber nur noch neben der Backstraße und drücken Knöpfe.

Handarbeit ist aber aufwendiger und dauert länger ...

Gute Qualität benötigt Zeit! Käse, Wurst, Brot und Wein brauchen nicht nur eine gewisse Zuwendung seitens des Produzenten, sondern auch Zeit, um ihren vollen Geschmack zu entfalten. Solche Produkte haben natürlich ihren Preis und müssen auf kritische, gut informierte Verbraucher treffen, die dies verstehen und auch finanziell zu würdigen wissen.

Am Ende entscheiden also die Verbraucher, was in die Regale der Läden kommt?

Ja, die Konsumenten haben eine gewisse Macht. Jedoch hat bislang nur eine Minderheit einen echten Bezug zum Essen und handelt auch entsprechend nachhaltig. Darum muss das Wissen um gute Lebensmittel noch viel mehr verbreitet und trainiert werden. Das beginnt in den Familien, die den Nachwuchs in die Essenszubereitung einbeziehen sollten, und reicht bis in die Schulen. Kindern sollte von klein auf vermittelt werden, wie gute Lebensmittel schmecken und wie zum Beispiel Butter, Marmelade oder Brot hergestellt werden. Denn erst mit der Übung kommt die Erfahrung!

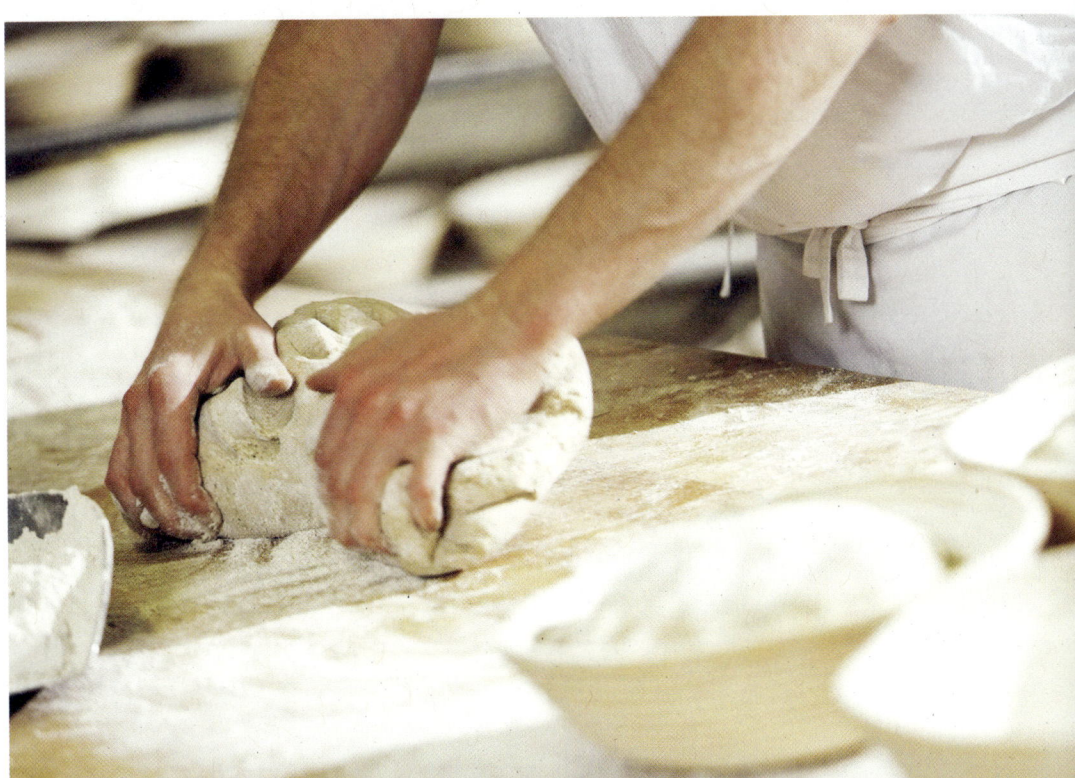

Bio is(s)t besser

Wer auf Zusätze im Essen verzichten möchte, sollte sich an Bio-Lebensmittel halten. Sie enthalten zwar auch verschiedene Zusatzstoffe, jedoch erlaubt die EU-Verordnung für ökologische Produkte viel weniger Substanzen als für konventionelle Kost. Bio-Anbauverbände wie Bioland und Demeter beschränken sich sogar nur auf ein Minimum.

Ausnahmen erlaubt

Ganz tabu sind für Bio-Lebensmittel synthetische Konservierungs- und Farbstoffe, Aromastoffe und Geschmacksverstärker. Zum Zuge kommen

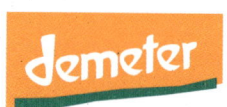

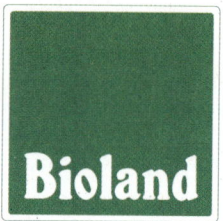

mit wenigen Ausnahmen nur Substanzen, die nach aktuellem Wissen gesundheitlich unbedenklich sind.

So sind nach der EU-Öko-Verordnung für verarbeitete Bio-Produkte rund 50 der insgesamt etwa 400 in der EU zugelassenen Zusatzstoffe erlaubt. Noch strikter als die EU sind die Bio-Anbauverbände. Bei Bioland sind nur 24 Zusätze für die Verarbeitung von Lebensmitteln gestattet, bei Demeter sind es sogar nur 14 Zusatzstoffe.

HERKUNFT VON ZUSATZSTOFFEN: EINMAL UM DIE GANZE WELT

Auch wenn die Zutaten für den Brotaufstrich, das Tomatenmark oder die Salami aus heimischer Erzeugung sind – die Zusatzstoffe sind oftmals weit gereist. Agar-Agar, ein Bindemittel, das sehr häufig in Aufstriche und glutenfreie Backwaren gerührt wird, kann beispielsweise aus China kommen. Ascorbinsäure (Vitamin C), Konservierungsmittel für Salate und Wurstwaren sowie beliebtes Backhilfsmittel, wird u. a. aus Indien eingeführt, und Sonnenblumenlecithin, ein Emulgator, der zunehmend für Bio-Lebensmittel genutzt wird, kommt teils aus Russland und der Ukraine. Verbraucher bekommen davon allerdings nichts mit, denn weder die Herkunft der Hauptzutaten muss aufs Etikett noch die der Zusätze und Hilfsmittel.

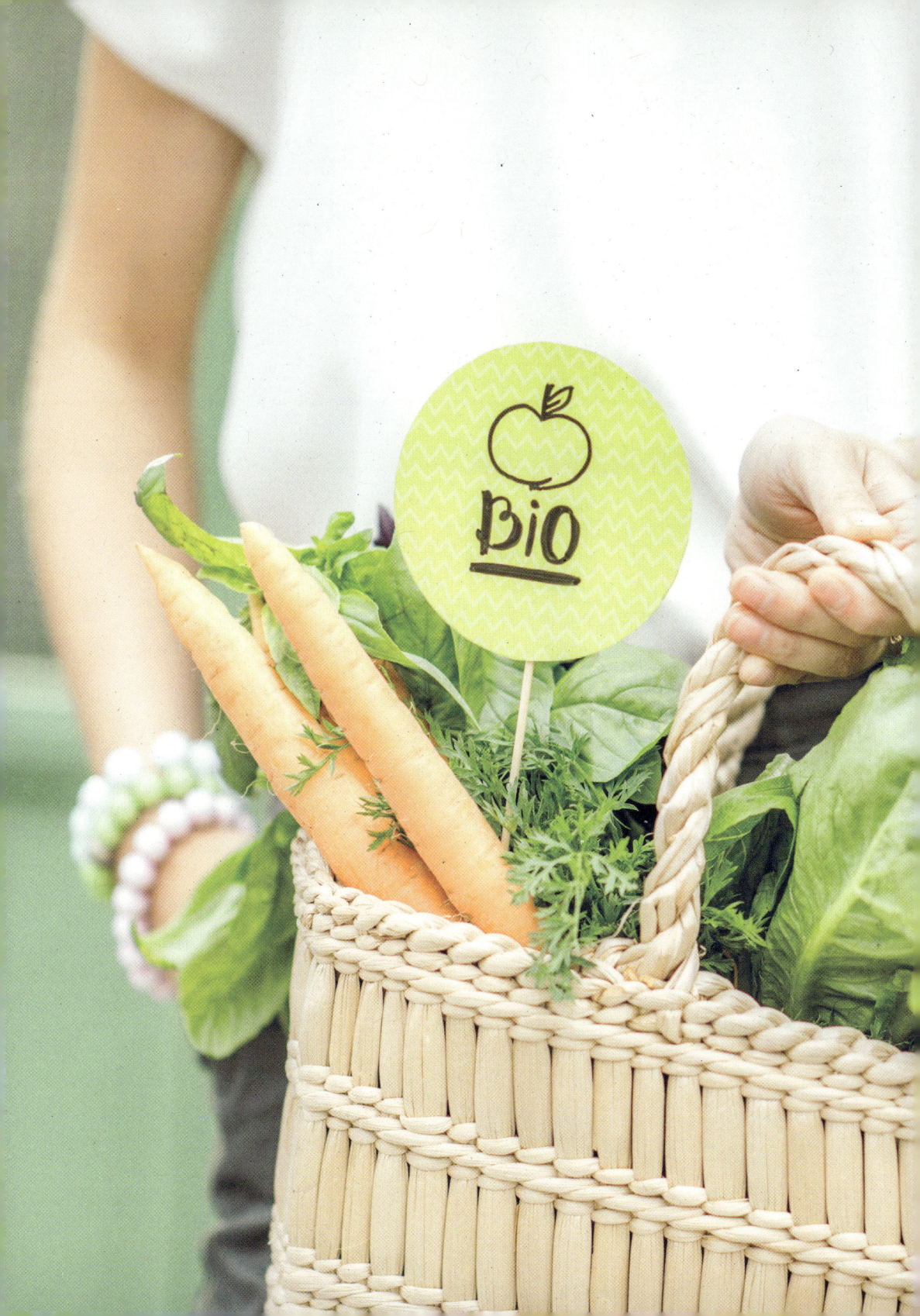

Es werden immer mehr

Doch auch die für Bio-Lebensmittel akzeptierten Zusätze nehmen leider stetig zu. Vor wenigen Jahren listete die EU-Verordnung für Bio-Produkte nur 49 Zusätze auf, heute sind es vier Substanzen mehr. Erst seit Kurzem sind Bienenwachs (E 901) und Carnaubawachs (E 903) als Überzugsmittel für Bio-Süßigkeiten zugelassen. Zudem ist seit 2016 die Verwendung des Geliermittels Gellan (E 418) und des Zuckerersatzstoffs Erythrit (E 968) für Bio-Lebensmittel möglich. Die Rohstoffe für diese Zusätze müssen allerdings aus ökologischer Erzeugung kommen. Und natürlich ist Gentechnik tabu (siehe auch Seite 30).

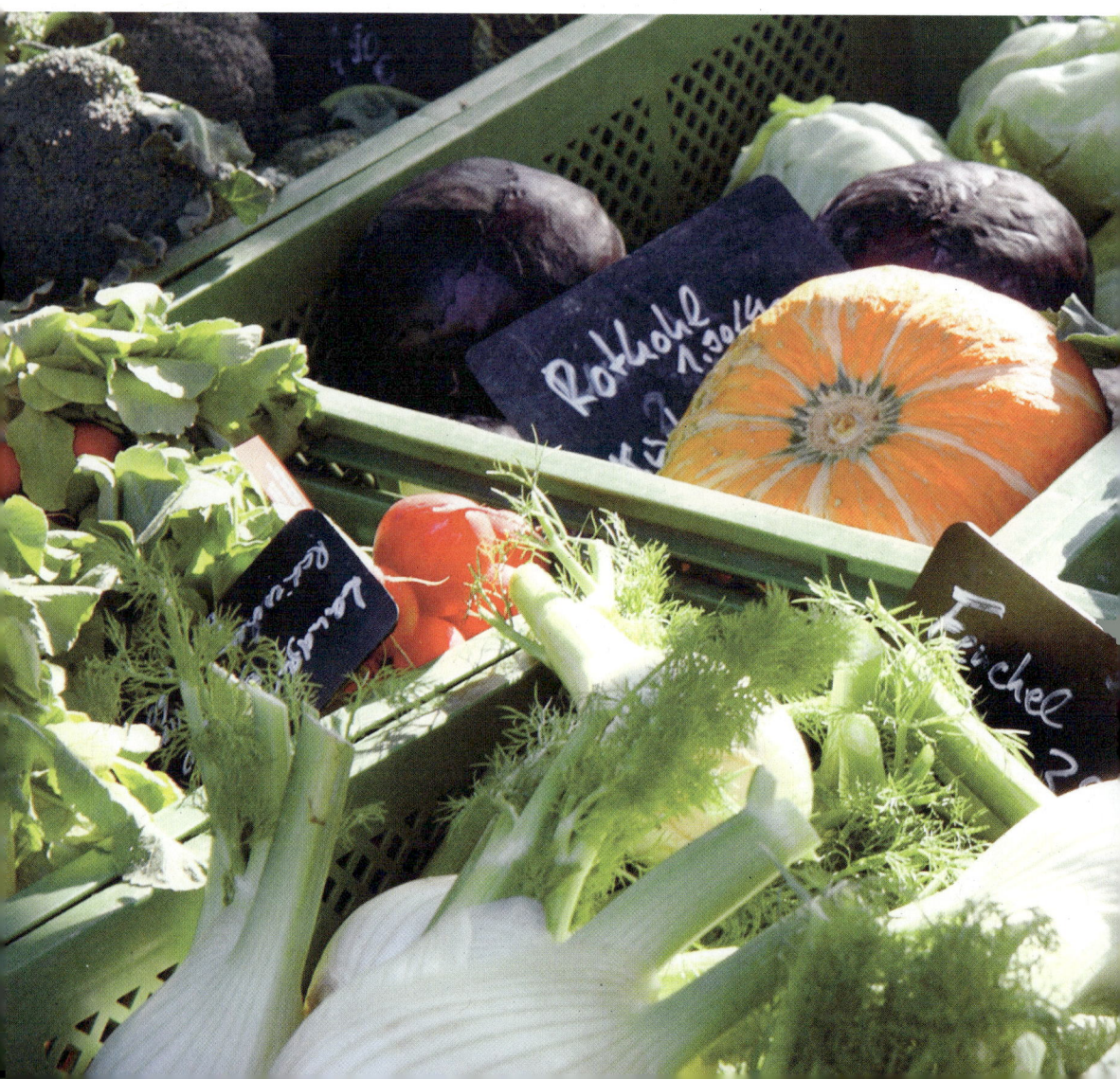

Nicht alles im grünen Bereich

Seit Langem umstritten ist, dass die Öko-Verordnung die Verwendung des Konservierungsstoffs Nitritpökelsalz (Kaliumnitrit E 249 und Natriumnitrit E 250) erlaubt. Es kann das Aussehen, den Geschmack und die Haltbarkeit von Hartwurst und rohem Schinken verbessern. Das Additiv ist jedoch heikel, da es zusammen mit Eiweißstoffen aus der Nahrung krebserregende Nitrosamine bilden kann (siehe Seite 27). Darum verbieten einige Anbauverbände die Verwendung von Nitriten.

Das Verdickungsmittel Carragen (E 407) ist auch für Bio-Produkte gestattet. Es verhindert das Aufrahmen von Sahne und verdickt die Konsistenz von Brotaufstrichen und Salatsaucen. Carragen ist jedoch heikel, da bestimmte Abbauprodukte bei Tierversuchen Entzündungen, Blutungen und Geschwüre im Darm hervorgerufen haben. Weil Testmagazine und die Verbraucherorganisationen Carragen seit Jahren kritisieren, findet man das Dickungsmittel jedoch kaum noch in Bio-Kost.

Bio-Zusätze ohne Gentechnik

Für die Herstellung von Bio-Lebensmitteln ist Gentechnik grundsätzlich tabu. Und somit ist es auch nicht gestattet, Organismen zu verwenden, die mithilfe gentechnischer Verfahren erzeugt werden.

Das schreibt die EU-Verordnung für Öko-Lebensmittel vor, die Basisvorgaben für Bio-Produkte macht, die in Europa verkauft werden sollen (siehe Seite 46). Auch die Bio-Verbände wie Bioland, Demeter oder Naturland verbieten Gentechnik. Am besten schützt man sich also vor Zusatzstoffen, die mit Gentechnik in Berührung gekommen sind, indem man Bio-Lebensmittel genießt.

Weniger ist mehr: Achten Sie auf Qualität!

Auf den ersten Blick scheint es gar nicht so einfach, Lebensmittel einzukaufen, die frei von Zusätzen sind. Wer sich aber genau umsieht, wird schnell fündig.

Die Regale sind voll von verarbeiteten Produkten, egal, ob im herkömmlichen Supermarkt oder im Bio-Laden. Da sind Fixprodukte aus dem Becher, Pasta inklusive Sauce aus dem Beutel, Pizzavariationen, Eintöpfe aus der Dose und Puddings aus dem Tetrapack. Zugleich gibt es aber auch zahlreiche Produkte, die gar keine Zusätze enthalten. Frisches Gemüse und Obst, Flocken und Mehle, Eier, Butter, Fleisch, Quark und Naturjoghurt sind meist komplett frei davon. Wer damit kocht, umgeht am einfachsten die unerwünschten Emulgatoren, Konservierungsstoffe & Co. (siehe Seite 79 Basicrezepte).

Für den Einkauf sind drei Regeln hilfreich:

1. Handwerklich ist hochwertig
2. Bio-Produkte enthalten meist weniger Zusatzstoffe
3. Je kürzer die Zutatenliste, desto besser

---

1 Handwerklich ist hochwertig

»Handwerkliches Können zeichnet sich dadurch aus, dass man bei der Herstellung mit wenigen oder gleich ganz ohne Zusatzstoffe auskommt«, betont Hans-Ernst Kniepkamp, der ehemalige Leiter der Qualitätskommission von Slow Food Deutschland (siehe auch Interview auf Seite 42). Und rät zu Brot vom Bäcker, Wurst vom Metzger und Käse aus dem Fachgeschäft. Denn dahinter steht oft noch viel Handarbeit. Und diese wiederum steht (meist) für gute Qualität. Gibt man Käse und Wurst im Zuge der Herstellung noch dazu Zeit zum Reifen, benötigen sie überhaupt keine Zusatzstoffe wie z.B. Aromen. Denn ihr Geschmack entfaltet sich mit zunehmender Reifezeit. Lässt man Brotteig mehrere Stunden oder besser noch einige Tage »gehen«, sind ebenfalls keine Hilfsstoffe nötig, damit Brot geschmacklich intensiv und lange haltbar bleibt. Und Joghurt mit einem hohen Anteil an frischen Früchten braucht keine Aromen, weil das Obst viel Eigengeschmack mitbringt. Manchmal ist also nur ein wenig Geduld vonnöten oder ein Mehr an grundlegenden Rohstoffen.

Natürlich gibt es Ausnahmen. Auch ein Brot vom Bäcker kann Zusatzstoffe enthalten, weil hier Backmischungen verwendet werden, oder der Käse von der Theke enthält Konservierungsstoffe und den Farbstoff Beta-Carotin. Aber vom Grundsatz her ist es so: Hochwertige Zutaten und eine handwerkliche Verarbeitung bieten die beste Chance für leckere, gut haltbare und zusatzstofffreie Lebensmittel.

Dazu zwei Beispiele:

Wurst ist nicht gleich Wurst [14]

Fleischwurst aus dem Supermarkt

Zutaten: Schweinefleisch 73 %, Trinkwasser, Speck, jodiertes Tafelsalz (Tafelsalz, Kaliumjodat), Dextrose, Bouillonkonzentrat, Gewürzextrakte, Gewürze, *Antioxidationsmittel: Natriumascorbat und Natriumisoascorbat, Stabilisatoren: Diphosphate und Triphosphate, Konservierungsstoff: Natriumnitrit, Raucharoma, Aroma, Rauch*

Fleischwurst vom Bioland-Fleischer

Zutaten: Schweinefleisch (60 %), Schweinespeck (20 %), Trinkwasser, Meersalz, Senfmehl, Pfeffer, Macis, Koriander, Kardamom, Ingwer

Riegel ist nicht gleich Riegel [15]

Müsliriegel im Sechserpack aus dem Supermarkt

Zutaten: Geröstete Vollkorngetreideflocken (Hafer 20 %, Gerste 4 %, Weizen 3 %), Glukose-Fruktose-Sirup, Getreidecrispies (Weizenmehl 8 %, Zucker, Maismehl 1 %, Reismehl 1 %, Gerstenmalz, Salz, Karamellzuckersirup), Glukosesirup, Haselnüsse 10 %, Zucker, Cornflakes (Mais 6 %, Salz, Gerstenmalzextrakt), Kokosfett, geröstete Kokosflocken, Honig 1 %, Salz, Karamellzuckersirup, *Emulgator Sonnenblumenlecithine, natürliches Aroma*

Bio-Müsliriegel vom Bäcker

Zutaten: Rohrohrzucker, Dinkelmehl Typ 630, Walnüsse, Honig, Pflanzenmargarine, Mandeln, Sesam, Sonnenblumenkerne, Haselnüsse, Chia, Milch, Wasser, Meersalz, Vanillo (Puderzucker & Vanille)

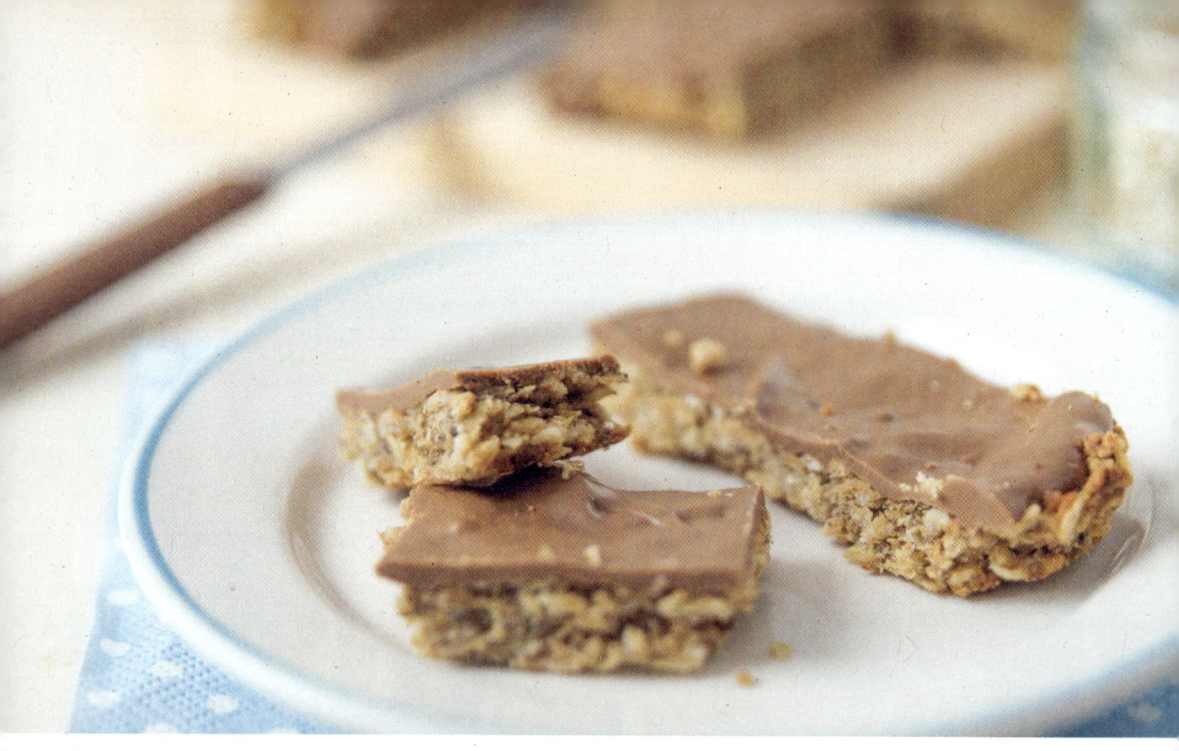

② Bio-Produkte enthalten meist weniger Zusatzstoffe

Für Bio-Lebensmittel sind nicht nur weniger Zusatzstoffe erlaubt (siehe Seite 46), sie kommen teils auch mit weniger aus – oder enthalten gar keine. Die Bio-Suppe aus dem Beutel enthält neben Linsen und Gemüse viele Kräuter und Gewürze, die Aromen und Geschmacksverstärker überflüssig machen. Das Bio-Salatdressing ist frei von Bindemittel, weil Öl, Essig und Honig die Hauptzutaten sind – und nicht Wasser. Auch die Bio-Veggiewurst beinhaltet nur zwei Zusatzstoffe statt der üblichen langen Liste.
Ein Beispiel:

Veganer Leberkäse (konventionell)
Zutaten: Wasser, Sonnenblumenöl, Milcheiweiß 6 %, Hühnerei-Eiweiß, Erbseneiweiß 3 %, Speisesalz, Zucker, Maltodextrin, Dextrose, Paprikaextrakt, Aroniabeerenextrakt, Gewürze, Gewürzextrakte, *Verdickungsmittel: E 407 und E 412, Farbstoffe: Lycopin aus roten Tomaten, Säureregulatoren: Natriumacetat und Natriumlactat, Antioxdationsmittel: Ascorbinsäure, Geschmacksverstärker: E 621, E 627 und E 631*, Würze (Eiweißhydrolysat aus Molke, Raps und Mais, Rapsöl), *Aroma*

Vegane Fleischwurst (bio)

Zutaten: Tofu 60 % (Sojabohnen 55 %, Wasser, *Gerinnungsmittel: Magnesiumchlorid, Calciumsulfat*), Weizeneiweiß, kalt gepresstes Sonnenblumenöl, Karotten, Gemüsebrühe, *Verdickungsmittel: Guarkernmehl*, Zwiebeln, Kräuter 0,5 % (Basilikum, Petersilie), Koriander, Ingwer, Macis, Muskatnuss, Pfeffer weiß, Pfeffer schwarz, Zitronenschale, Zitronenöl.

③ Je kürzer die Zutatenliste, desto besser

»Take five« – diese knackige Empfehlung für die Auswahl beim Einkauf gab der US-amerikanische Lebensmittelkritiker und Journalist Michael Pollan. Gemeint ist, dass Lebensmittel, die eine möglichst kurze Zutatenliste haben (Gewürze ausgenommen), oft keine oder nur wenige Zusatzstoffe enthalten. Und da ist auch etwas dran: Ein handwerklich gebackenes Roggenbrot besteht nur aus Mehl, Wasser und Salz, ein Stück Käse nur aus Milch, Labferment und Salz, und ein Direktfruchtsaft enthält nur gepresstes Obst.

Zwar garantieren kurze Zutatenlisten nicht generell zusatzstofffreie Produkte. So kann die frische Pasta aus dem Kühlregal das Säuerungsmittel Citronensäure enthalten, die geschwefelten Apfelringe können mit dem Konservierungsmittel Schwefeldioxid versetzt sein, und die Limo neben

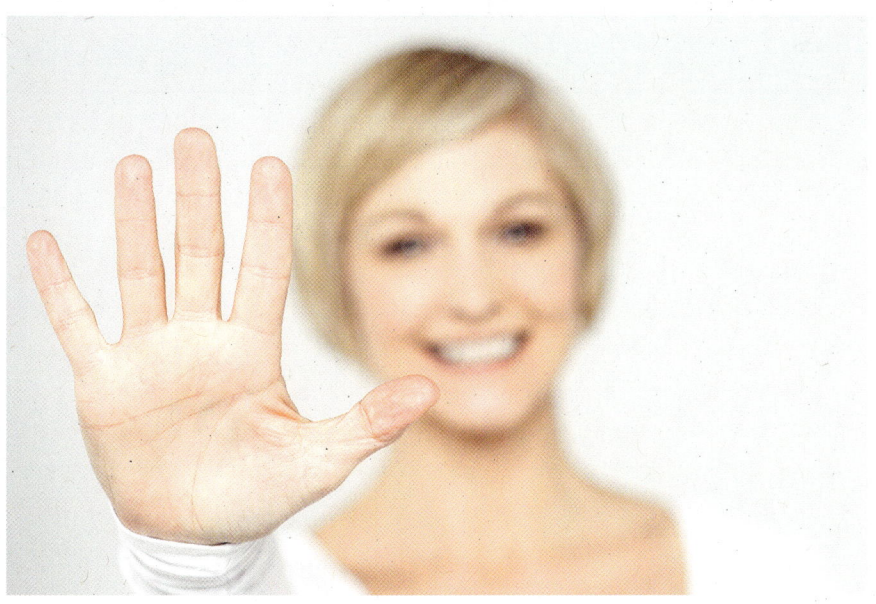

Wasser auch Zucker, Fruchtauszüge, Citronensäure und natürliches Aroma mit sich bringen. Aber vom Grundsatz her lässt sich sagen: Je kürzer die Zutatenliste, desto größer die Chance, ein zusatzstofffreies Produkt zu erhalten.

Zutatenlisten verstehen – das muss aufs Etikett

Jedes verpackte Produkt muss eine Zutatenliste enthalten. Darin werden in absteigender Reihenfolge des Gewichtanteils alle Rohstoffe und Zusatzstoffe aufgelistet, die in dem Lebensmittel enthalten sind. Bei zusammengesetzten Zutaten müssen zudem die einzelnen Bestandteile angegeben werden. Jedoch gibt es Ausnahmen. Sofern sie keine technologische Wirkung mehr im Endprodukt haben, müssen einzelne Beigaben nicht deklariert werden (siehe Seite 33). Der Bundesverband Naturkost Naturwaren fordert von seinen Mitgliedern dagegen eine lückenlose Kennzeichnung. Hersteller, die sich dessen Richtlinien unterwerfen, müssen also sämtliche Zutaten auf dem Etikett benennen. Darum ist die Zutatenliste mancher Bio-Produkte länger als die konventioneller Lebensmittel.

Die Zusätze müssen immer mit dem Klassennamen angegeben werden und mit dem Grund ihrer Verwendung, also »Konservierungsstoff« oder »Verdickungsmittel«. Darauf folgt der Zusatzstoff, z. B. Schwefeldioxid, oder die entsprechende E-Nummer (E 220) (siehe auch Seite 9).

Bei lose angebotenen Produkten vom Bäcker, Metzger oder von der Theke muss das Verkaufspersonal eine Übersicht mit den verwendeten Zutaten bereithalten, die auch Auskunft über Zusatzstoffe enthält. Bestimmte Substanzen, auf die manche Menschen empfindlich reagieren, müssen zudem auf einem Schildchen neben der Ware gekennzeichnet werden, z. B. »mit Phosphat« oder »mit Nitrit«. Um welche Verbindung es sich genau handelt, ob also z. B. Kalium- oder Natriumnitrit enthalten ist, erfahren Kunden allein durch das Schild allerdings nicht. Auch auf Speisekarten in Restaurants und Cafés müssen solche für empfindliche Menschen heiklen Stoffe angegeben werden.

Ohne Zutatenliste kommen Lebensmittel aus, die lediglich aus einer Zutat bestehen. Also zum Beispiel Mehl, Zucker, Reis, Nudeln, Honig, Milch, Sahne, Joghurt, Quark, Butter, Gemüse und Obst, Kaffee, Schwarztee und Mineralwasser.

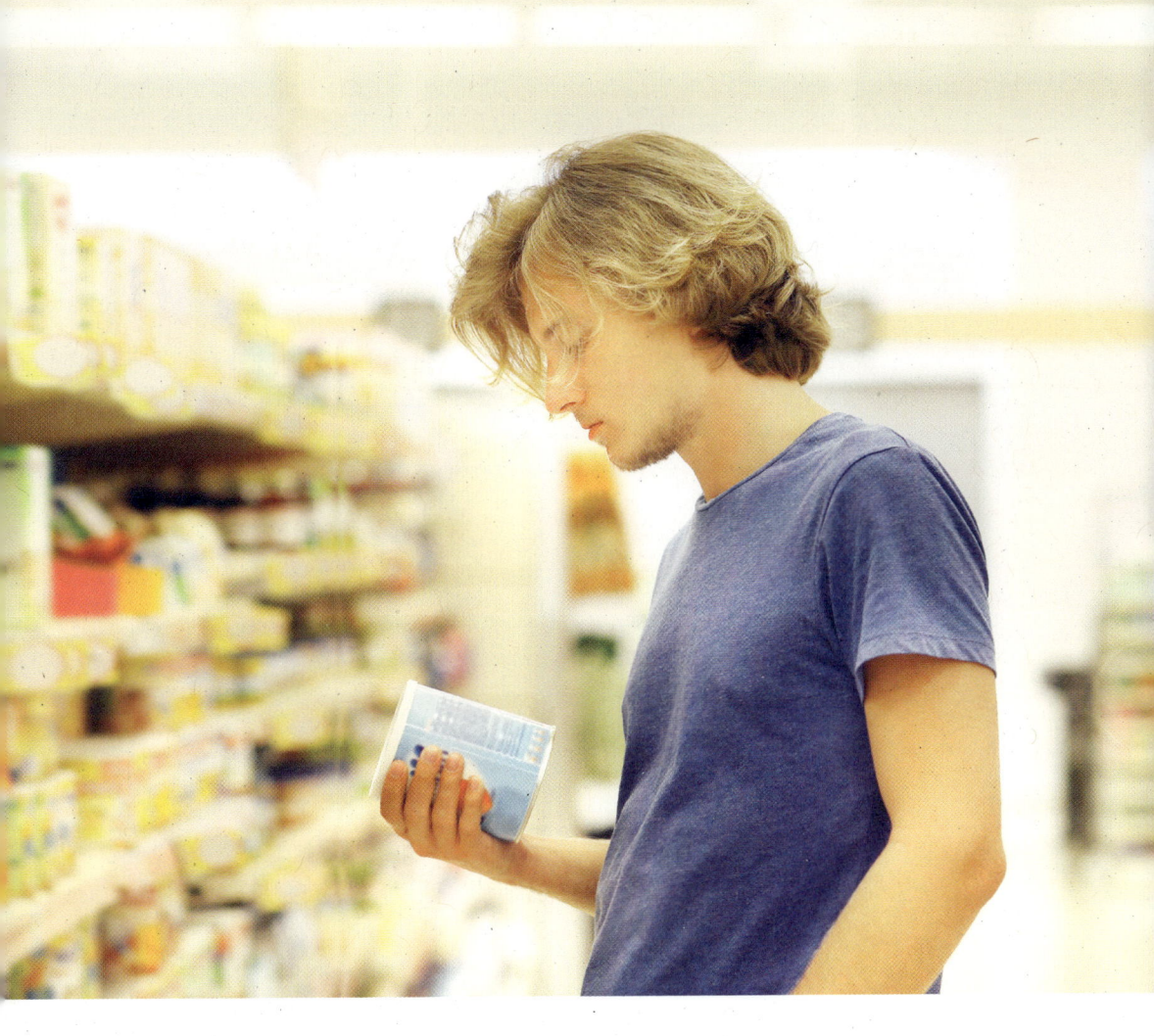

Doch Achtung: Zusatzstofffrei sind Butter, Sahne oder Obst damit nicht generell. Butter kann den Farbstoff Beta-Carotin enthalten, Sahne das Verdickungsmittel Carragen, und die Äpfel können mit Bienenwachs überzogen sein. Darum lohnt sich stets der Blick aufs Etikett!

Produkte von A bis Z

Bei vielen Lebensmitteln sind Zusatzstoffe enthalten, die ganz leicht umgangen werden können. Ein Überblick über verschiedene Produktgruppen:

Aufstriche (süß)

Sind Zusatzstoffe drin? Marmeladen und Fruchtaufstriche enthalten Gelier- und Bindemittel (Pektine, Agar-Agar, Johannisbrotkernmehl), Citronensäure und teils Schaumverhüter, Konfitüre mit 1:2 Zucker auch den Konservierungsstoff Sorbinsäure. Nuss-Nougat-Cremes wird meist der Emulgator Lecithin zugesetzt, teils enthalten sie Aromen.

Besser essen ohne: Pektine sind nötig, damit die Marmelade geliert. Hier geht es meist nicht ohne. Es sei denn, man kocht die Marmelade selbst, dann setzt längeres Kochen die natürlichen Pektine der Frucht frei. Die aus Apfelresten oder Zitrusfrüchten gewonnenen Pektine gelten allerdings als gesundheitlich akzeptabel und sind auch in Bio-Produkten erlaubt. Citronensäure muss aber keinesfalls sein. Darum besser Aufstriche ohne

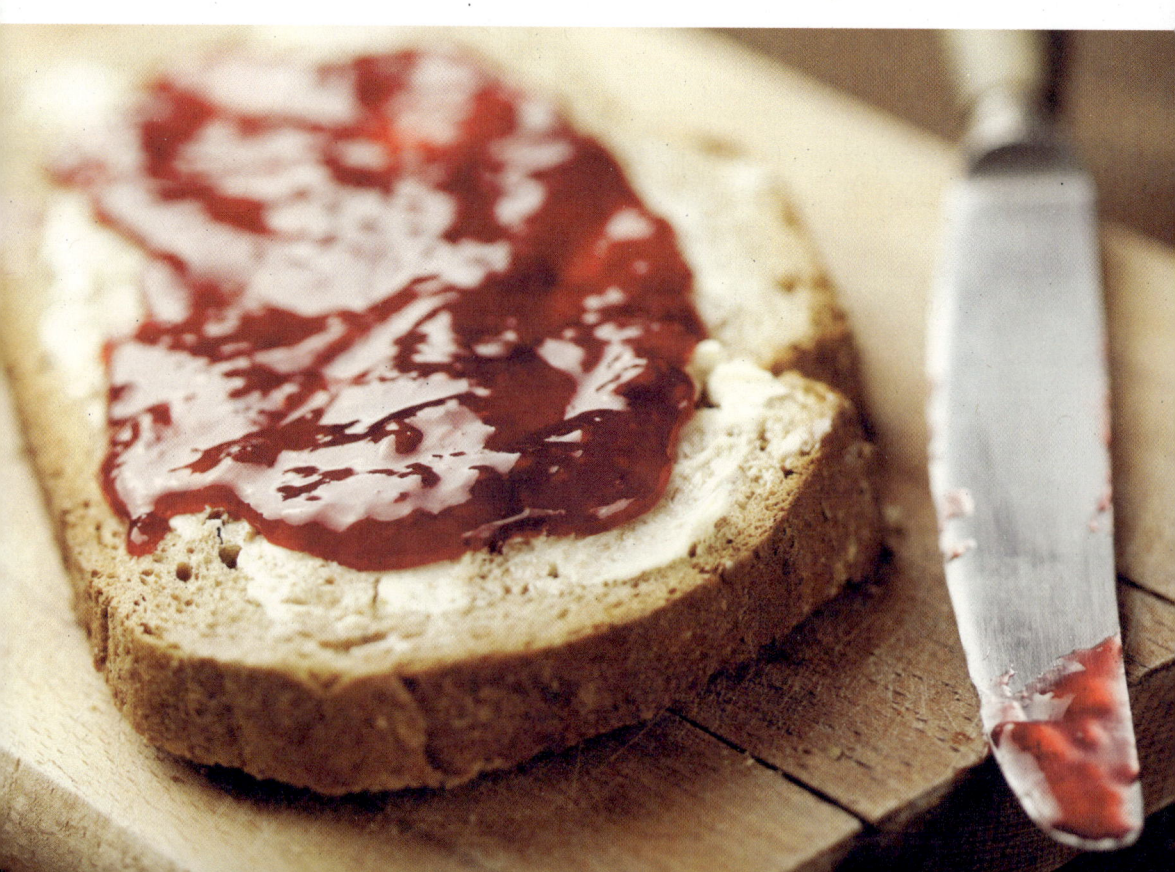

Säurezusatz oder mit Zitronensaft wählen. Dieser ist für die Zähne weniger aggressiv als Citronensäure. Nuss-Nougat-Aufstriche »ohne alles« gibt es in geringer Auswahl im Bio-Laden und im Reformhaus.

Aufstriche (herzhaft)

Sind Zusatzstoffe drin? Brotaufstriche auf der Basis von Gemüse, Hülsenfrüchten, Sonnenblumen- und Cashewkernen oder Öl enthalten meist ein oder mehrere Dickungsmittel wie Johannisbrotkern- oder Guarkernmehl, teils sind auch Emulgatoren darin. Sie verdicken die Masse und sorgen dafür, dass sich die Zutaten gut vermischen.

Besser essen ohne: Die Zusatzstoffe sind nicht nötig, denn es gibt auch gute Produkte ohne. Manchmal setzt sich nach einiger Zeit obenauf zwar Öl oder Flüssigkeit ab, doch die lässt sich einfach unterrühren. Zusatzstofffreie Aufstriche findet man im Bio-Laden, Reformhaus und im konventionellen Einzelhandel.

Brot und Backwaren

Sind Zusatzstoffe drin? An sich braucht es für Backwaren keine Zusätze. Getreide, Wasser und Salz reichen eigentlich aus. Dazu kommen jedoch oft Triebmittel wie Sauerteig, Backferment oder Hefe, bei Kuchen auch Backpulver oder Weinsteinsäure. Letztere sind im rechtlichen Sinne Zusatzstoffe. Viele Brote enthalten zudem diverse Zusätze zur Backverbesserung. Rund 200 verschiedene Substanzen sind erlaubt, oft handelt es sich dabei um Hilfsstoffe. Vor allem Brot und Brötchen, die in Supermärkten, Discountern und Backshops »frisch« aus dem Backautomaten angeboten werden, sind reich daran. Davon erfahren Kunden aber oft nichts, denn Hilfsstoffe sind nicht deklarationspflichtig (siehe Seite 14).

Besser essen ohne: Bio-Brot und traditionell erzeugte Backwaren sind in der Regel ohne Zusatzstoffe. Man erhält sie im Bio-Laden, in traditionell arbeitenden Bäckereien und in gläsernen Bio-Backstuben, die wie »Zeit für Brot« nach der Devise »Beste Zutaten, Ruhe und Sorgfalt« Brot backen – und die Kunden dabei zusehen lassen. Hochwertige Brote erkennt man an ihrem mehrstufigen, über mehrere Tage laufenden Herstellungsverfahren, in dem der Teig genügend Zeit zum Reifen hat. So erübrigen sich Backhilfsmittel, und das Brot ist darüber hinaus auch bekömmlicher.

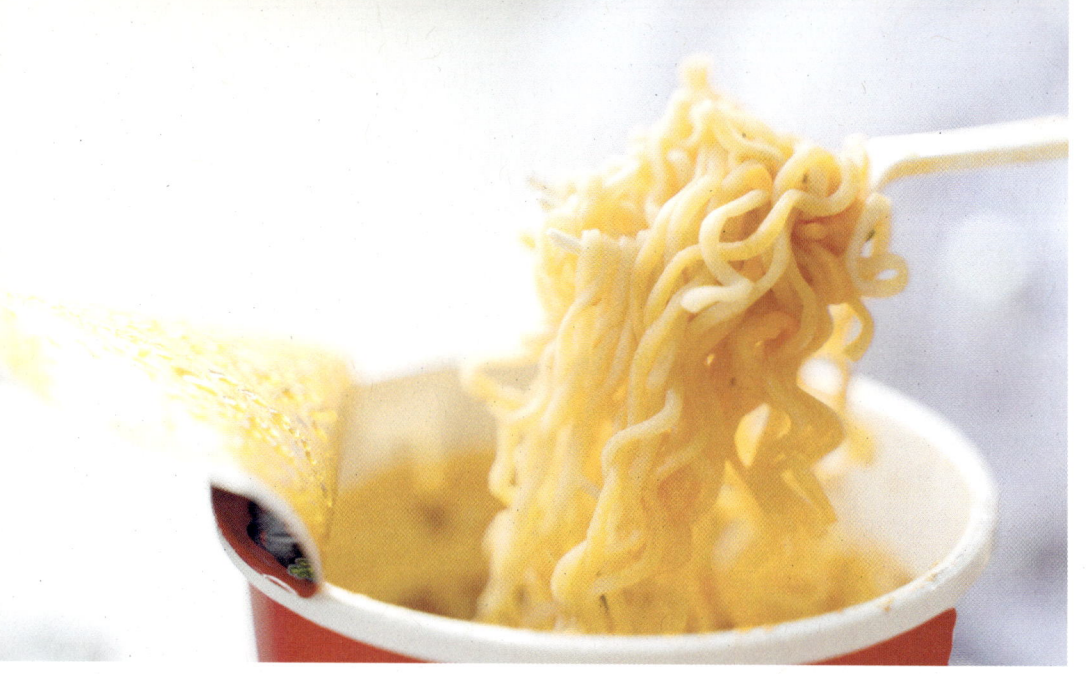

Fertiggerichte und -suppen

Sind Zusatzstoffe drin? Oft machen erst Zusatzstoffe es möglich, dass Fertiggerichte in Bechern, Beuteln und Gläsern überhaupt nach etwas schmecken und ruck, zuck fertig sind. Sie enthalten meist Aromen, den Geschmacksverstärker Mononatriumglutamat oder Hefeextrakt, dazu Säureregulatoren, Stabilisatoren und Antioxidationsmittel. Teils findet man darin auch den Farbstoff Zuckercouleur sowie Mehlbehandlungsmittel, die dafür sorgen, dass die Nudeln im Fixessen nicht zusammenkleben. Tiefkühlgerichte kommen meist mit weniger oder ganz ohne Zusatzstoffe aus, da durch das Einfrieren die Knackigkeit und der Geschmack von Gemüse und das Aroma von Fleisch oder Fisch besser erhalten bleiben als bei Instantprodukten. Maßgeblich aber ist die Angabe auf der Zutatenliste.

Besser essen ohne: Hier punktet Bio! Ob Bechergericht oder Tiefkühlkost: Bio-Fixspeisen enthalten in der Regel wenige oder gar keine Zusatzstoffe. Dafür bieten sie mehr Gewürze und Gemüse, die für Geschmack sorgen. Aber Achtung: Teils ist geschmacksverstärkender, unerwünschter Hefeextrakt darin. Doch auch in der (konventionellen) Tiefkühltruhe gibt es Marken, die ganz ohne Zusatzstoffe und Hilfsmittel auskommen. Sie werben durch ein »Reinheitsgebot«, dass ihre Zutatenliste komplett frei von Zusätzen ist.

Fertigsaucen

Sind Zusatzstoffe drin? Fertig gewürzte Saucen für Pasta, Reis oder Salat enthalten oftmals Dickungsmittel wie Johannisbrotkern- oder Guarkernmehl, teils auch Aromen, Hefeextrakt oder einen verdickenden Glutenzusatz. Gluten ist zwar kein ausgewiesener Zusatzstoff, aber im Essen möchte man es trotzdem nicht haben, da immer mehr Menschen empfindlich darauf reagieren.

Besser essen ohne: Es gibt Pursaucen, die frei von Zusatzstoffen und Zutaten sind, die verdickend wirken oder wie Hefeextrakt den Geschmack verstärken. Im Bio-Laden und Reformhaus hat man die besten Chancen, sie zu finden. Aus passierten Tomaten lässt sich auch schnell selbst eine Sauce herstellen. Die dickflüssige Masse muss nur noch gewürzt werden – fertig. Weitere schnelle Saucenrezepte finden Sie in ab Seite 91.

Pulvermischungen für Fertiggerichte

Sind Zusatzstoffe drin? Mithilfe von Pulvern z. B. für Aufläufe, Saucen und Salatdressings lässt sich im Handumdrehen etwas kochen. Damit die Mischung aus Stärke, gemahlenem Gemüse und Gewürzen nach etwas schmeckt und das Ganze gelingt, ist eine Vielzahl von Zusatzstoffen nötig. Zugesetzt werden u. a. Geschmacksverstärker wie das umstrittene Glutamat, Antioxidationsmittel, Säureregulatoren, Aromen und Farbstoffe, wie z. B. Zuckercouleur. Ergänzend oder alternativ werden auch Hefeextrakt, Tomatenpulver und sogenanntes hydrolysiertes Pflanzenprotein eingesetzt, die allesamt ebenfalls eine geschmacksverstärkende Funktion haben, aber keine E-Nummer tragen (siehe auch Seite 35 – Tricksereien). Auch enthalten die Produkte meist viel Salz, das wie ein Geschmacksverstärker wirkt. Darum sind die zudem oft stark verarbeiteten Produkte nicht gesund.

Besser essen ohne: Die meisten konventionellen Fixmischungen enthalten Zusätze, auch wenn damit geworben wird, dass sie ohne sind. Angaben wie »ohne Geschmacksverstärker« und »ohne Aromen« sind irreführend, wenn Hefeextrakt oder hydrolisiertes Pflanzenprotein in die Tüte kommt, die ebenso den Geschmack intensivieren. Im Bio-Laden gibt es einzelne Produkte ohne oder mit nur wenigen Zusatzstoffen. Wenn es mal schnell gehen muss, sind sie eine akzeptable Alternative.

Getränke (Softdrinks, Säfte)

Sind Zusatzstoffe drin? Colas enthalten meist Phosphate, Aromen und Farbstoffe, Limos Citronensäure. Saftschorlen bekommen teils Konservierungsstoffe zugesetzt. Die meisten Erfrischungsgetränke enthalten zudem natürliche Aromen, die zwar aus Pflanzenstoffen gewonnen werden, aber mit dem beworbenen Zitronen- oder Orangengeschmack nichts gemein haben. Fruchtnektare und Fruchtsaftgetränke können außerdem zugesetzte Vitamine enthalten. Hilfsstoffe wie Enzyme, die die Saftausbeute erhöhen, kommen dabei zum Zuge, werden aber in den Inhaltslisten nicht deklariert.

Besser trinken ohne: Weil konventionelle Softdrinks (fast) immer sehr viele Zusatzstoffe enthalten, ist es besser, Bio zu bevorzugen. Auch diese Getränke sind nicht frei von Zusätzen, in der Zutatenliste stehen aber weniger E's. Statt mit »natürlichen Aromen« werden Bio-Limos teils mit natürlichem Fruchtaroma (Deklaration z. B. »natürliches Zitronenaroma«) oder mit Pflanzenextrakten aromatisiert, die etwas gesünder zu beurteilen sind. Bio-Saftschorlen sind zudem eine gute Alternative. Fruchtsäfte sollten darüber hinaus keine Vitaminzusätze enthalten, weil insbesondere sogenannte Multisäfte aus verschiedenen Früchten von Natur aus reich an Vitaminen sind.

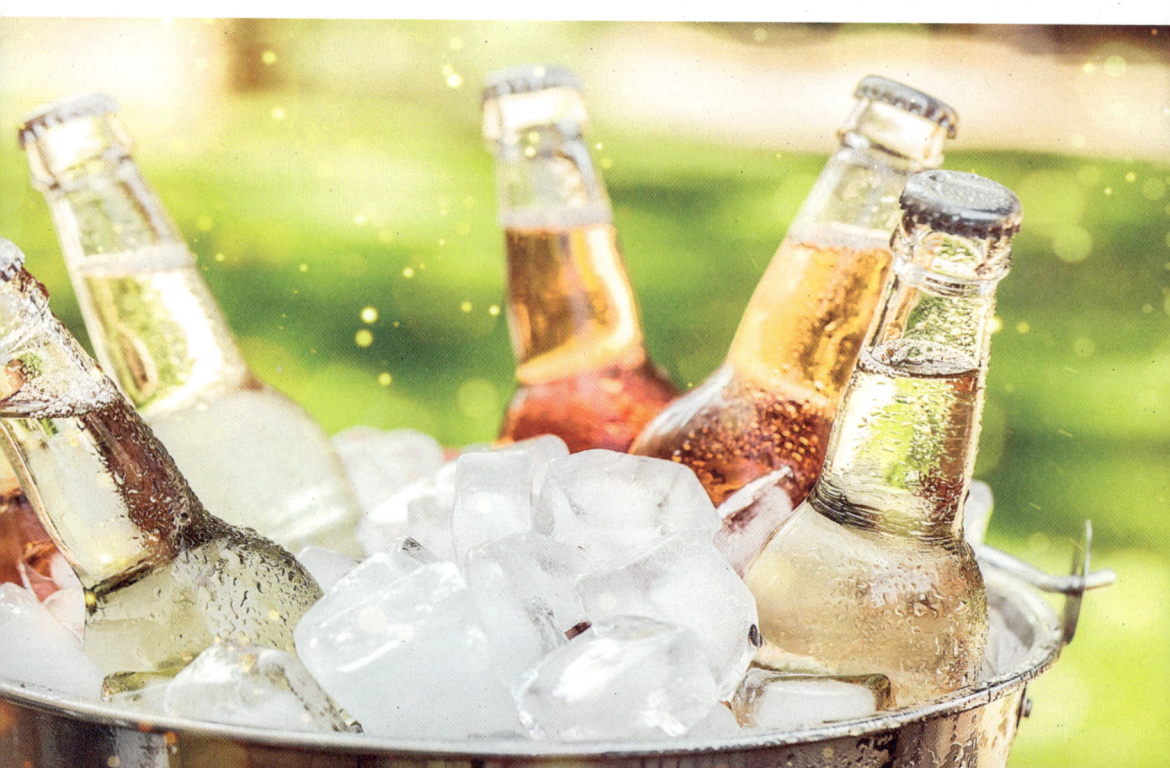

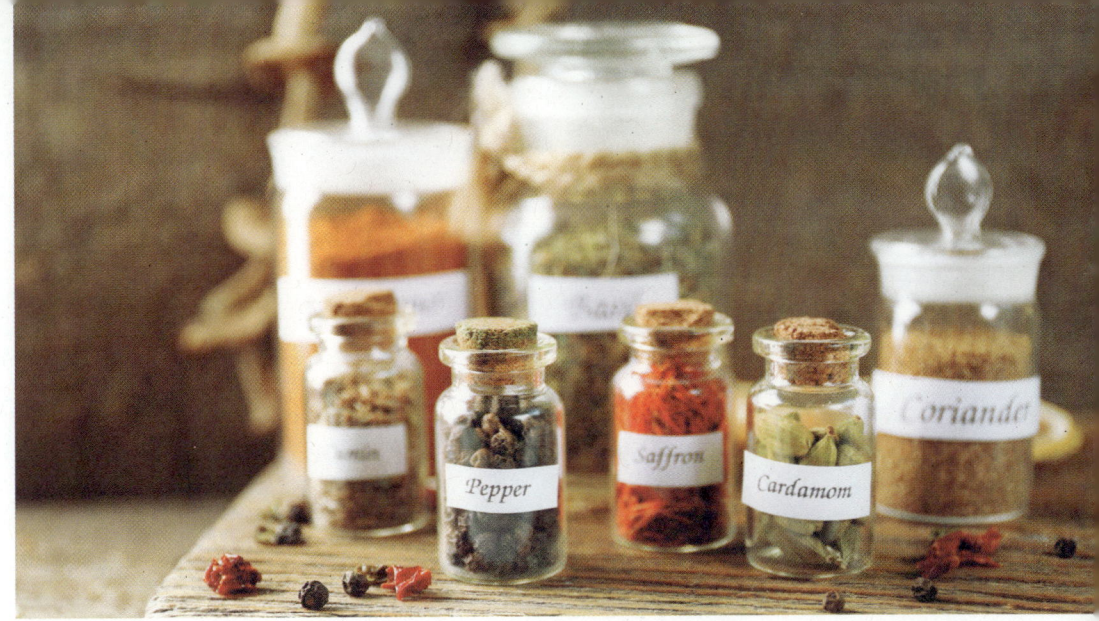

Gewürzmischungen und Salz

Sind Zusatzstoffe drin? Würzmischungen enthalten teils Hefeextrakt, Geschmacksverstärker oder sind aromatisiert. Salz zum Kochen wird teils mit Rieselhilfsmitteln versetzt, die das Verklumpen verhindern sollen, z. B. Calciumcarbonat (E 170), Magnesiumcarbonat (E 504), Siliziumdioxid (E 551) und Eisentartrat (E 534). Zudem wird Salz teils mit Jod, Fluor und Folsäure versetzt, weil diese Spurenelemente in der Ernährung vieler Menschen zu kurz kommen. Jedoch sollte die Versorgung mit diesen Stoffen nicht mit dem Salzstreuer erfolgen, sondern über natürliche Lebensmittel wie Meeresfisch (Jod), Gemüse (Folsäure) und ggf. eine Zahnpasta mit Fluor.

Besser essen ohne: Gewürzmischungen und Salz aus dem Bio-Laden sind ohne Zusätze.

Glutenfreie Lebensmittel

Sind Zusatzstoffe drin? Ob Bio oder nicht, glutenfreie Produkte wie Brot, Kuchen, Kekse und Pasta enthalten meist viele Zusatzstoffe. Vor allem Dickungsmittel und Emulgatoren, wie z. B. Mono- und Diglyceride von Speisefettsäuren, Guarkern- und Johannisbrotkernmehl sowie Xanthan, kommen zum Einsatz. Manches Brot enthält bis zu fünf Dickungsmittel. Da den Mehlen, die wie Reis, Mais und Buchweizen für glutenfreie Backwaren verwendet werden, die Bindung fehlt, sind solche Zusätze erforderlich.

Besser essen ohne: In Bio-Läden gibt es Backmischungen für glutenfreies Brot, die frei von Dickungsmitteln sind. Sie enthalten z. B. glutenfreien Hafer und Sauerteig. Zu erkennen sind sie an dem »Glutenfrei«-Logo. Auch Brote und Backmischungen mit wenig oder ohne Mehl, die stattdessen viele Kerne und Nüsse enthalten, sind in der Regel frei von Zusatzstoffen.

Joghurt, Sahne, Pudding und Quark

Sind Zusatzstoffe drin? Als Naturvariante sind Joghurt und Quark meist ohne Zusätze. Sahne enthält hingegen oft den Stabilisator Carragen, der verhindert, dass die Sahne aufrahmt. Joghurt und Quarkspeisen mit Fruchtzusatz werden zudem meist mit Säuerungs- und Dickungsmitteln, natürlichen (Frucht-)Aromen und Farbstoffen wie Rote-Bete-Konzentrat und Hibiskus angereichert. Vanillejoghurt, -quark und -pudding werden auch mit Kurkuma oder Kürbis gelb eingefärbt. Zudem stecken oft natürliche (Vanille-)Aromen darin, um den zurzeit teuren Rohstoff Vanille einzusparen. Pudding aus dem Becher wird oft mit den Dickungsmitteln Carragen und Guarkernmehl vermengt.

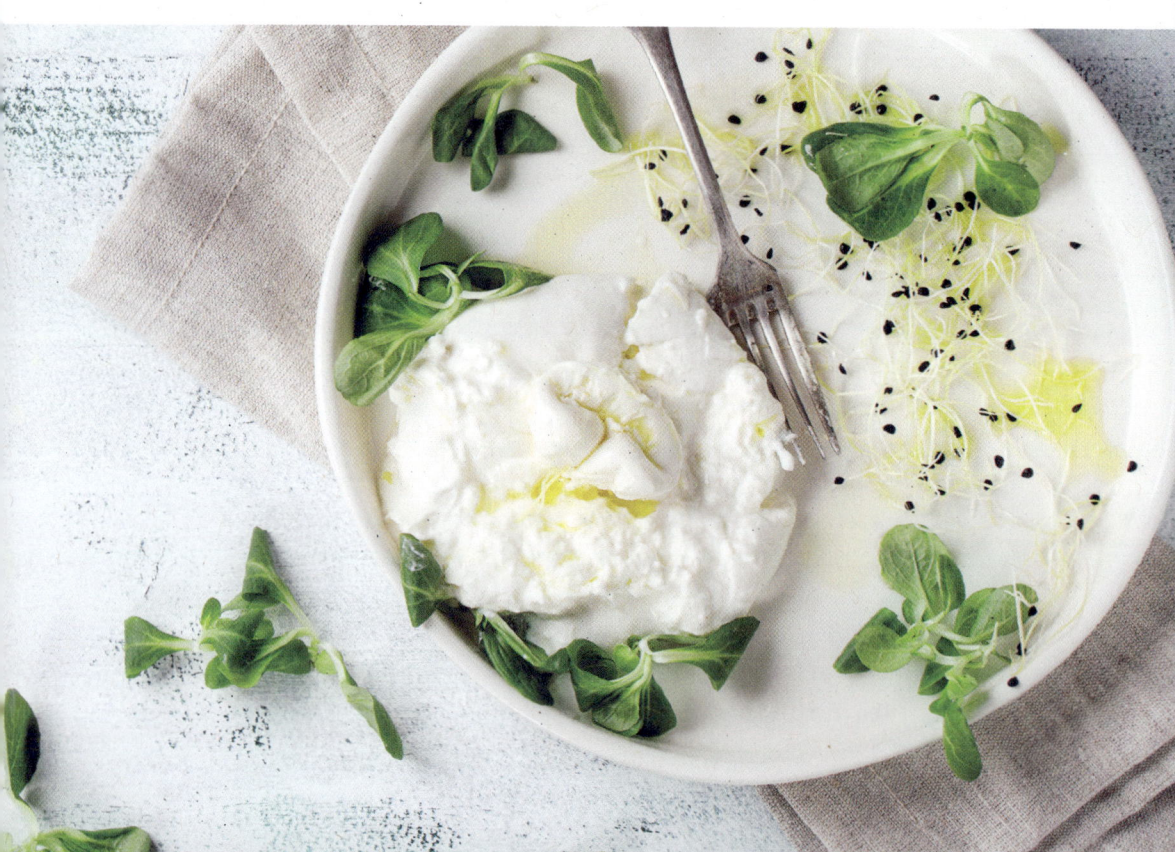

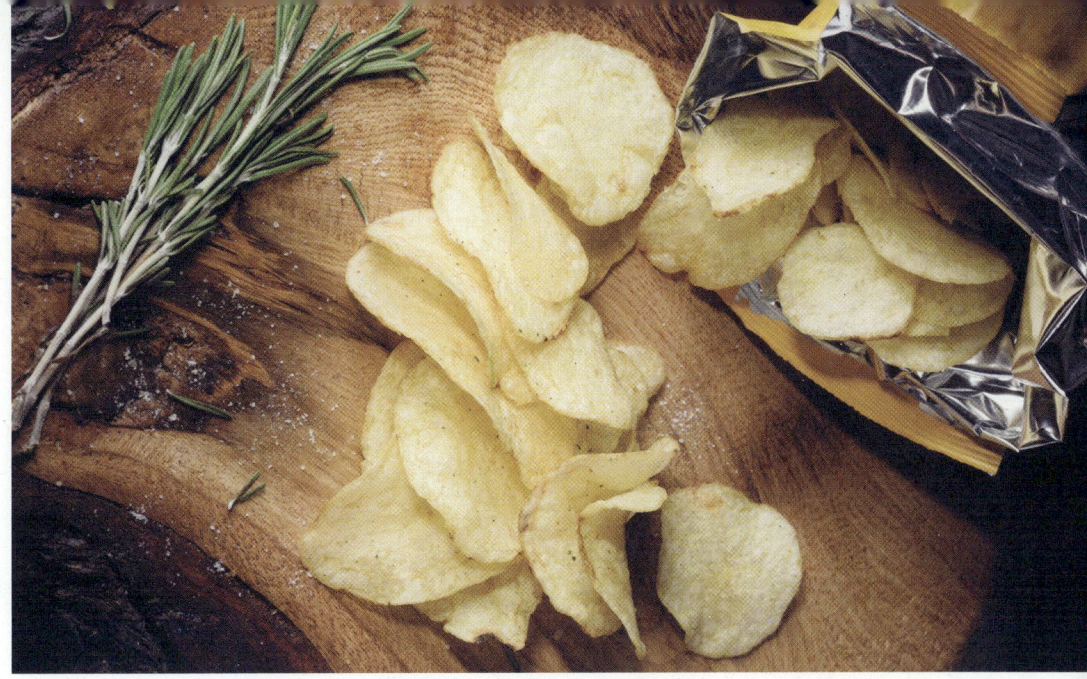

Besser essen ohne: Joghurt, Quark und Sahne besser in der Naturvariante auswählen und nach Gusto mit Marmelade, Obst, Zimt oder Vanillezucker aufpeppen. Bio-Fruchtquark und -Joghurt enthalten zudem weniger Zusätze (und auch weniger Zucker), sind aber nicht frei davon. Bio-Sahne ist (fast) immer ohne Carragen. Sie muss vor dem Essen aber gut geschüttelt werden, damit sich der Rahm verteilen kann.

Knabberkram: Chips & Co.

Sind Zusatzstoffe drin? Chips und andere Knabbersachen enthalten immer noch umstrittene Geschmacksverstärker und Aromen oder Hefeextrakt. Paprikachips werden zudem teils mit Paprikaextrakt rot gefärbt und oft mit nicht weiter beschriebenen Geschmacksstoffen aromatisiert (die Angabe dabei lautet lediglich »Aroma«). Manche Knabbersachen enthalten auch würzendes Raucharoma. Salzstangen und -brezeln haben z. B. eine eher schlichte Rezeptur aus Weizenmehl, Salz, Pflanzenfett und Hefe, enthalten aber meist die Salzverbindung Natriumhydroxid (E 524) für den typischen Salzgeschmack.

Besser essen ohne: Viele Bio-Knabbereien kommen mit wenigen oder ohne Zusatzstoffe aus. Bio-Kartoffelchips enthalten jedoch teils Hefeextrakt zur Intensivierung des Geschmacks, deshalb sollte auch beim Kauf von Bio-Produkten auf die Zutatenliste geachtet werden.

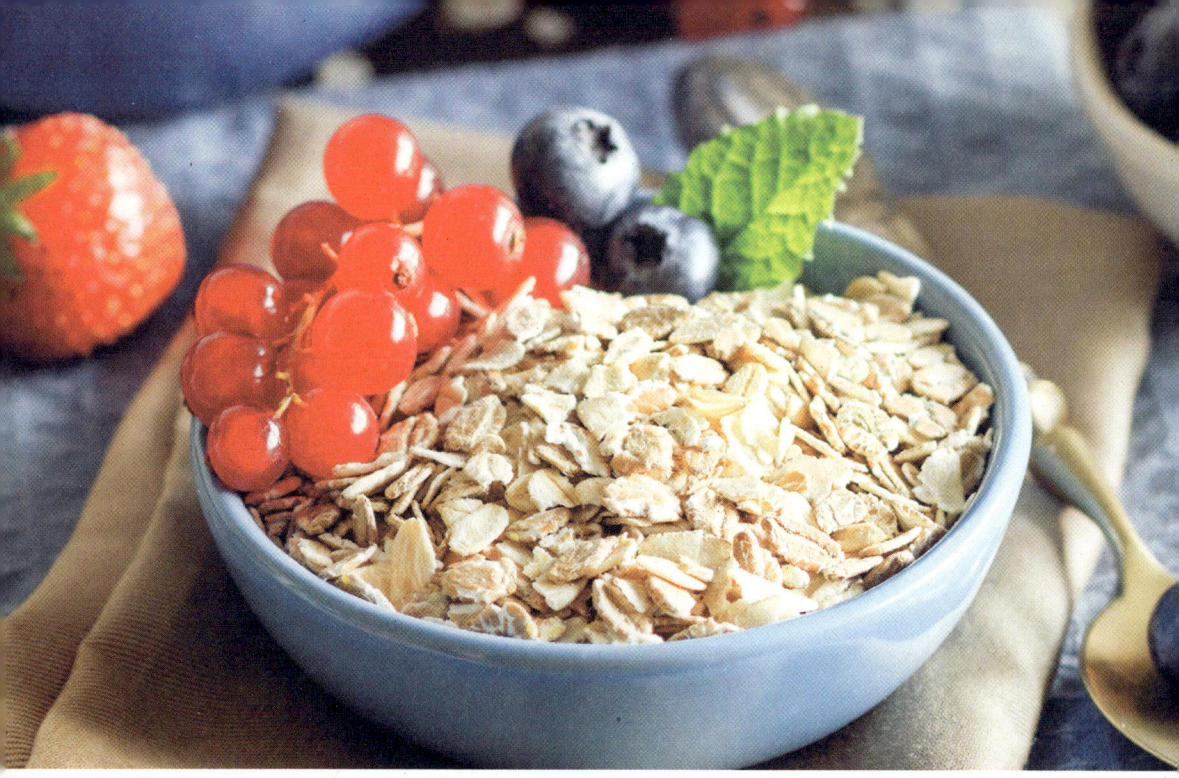

Müsli: Crunchy und Knusper-Cerealien

Sind Zusatzstoffe drin? Je weiter weg das Produkt vom Rohstoff ist, umso mehr Zusätze enthält es in der Regel. Das heißt: Vollkornflocken bestehen nur aus Weizenvollkorn und enthalten deshalb keine Zusätze, Flakes setzen sich neben Weizen, viel Zucker und etwas Salz auch aus zugesetzten Vitaminen und Mineralstoffen zusammen. Teils sind die zugesetzten Mengen so hoch, dass schon eine kleine Portion mehr Vitamine und Mineralien liefert, als am Tag angebracht ist. Das kann vor allem für Kinder heikel werden, deren Körper einen Überschuss noch nicht eliminieren kann. Dazu kommen je nach Produkt Aromen und Farbstoffe.

Besser essen ohne: Schlichte Flocken bevorzugen – ob aus Hafer, Weizen, Dinkel, Buchweizen oder Soja, Bio oder konventionell. Sie sind immer ohne Zusätze. Möchte man Knuspersachen kaufen, besser Bio-Cerealien bevorzugen. Ihnen dürfen keine Vitamine und Mineralien zugesetzt werden. Dabei kann genauso wie bei konventionellen Crunchy Cerealien zwischen zuckerhaltigen und -reduzierten Varianten entschieden werden.

Süßigkeiten

Sind Zusatzstoffe drin? Das kommt auf das jeweilige Produkt an. Schokolade wird meist der Emulgator Lecithin zugesetzt, der aus gentechnischer Erzeugung stammen kann. Dazu kommen oft Aromen. Bonbons und Gummibärchen liefern meist eine ganze Palette von Farbstoffen, darunter auch immer noch die heiklen Azofarbstoffe. Solche Produkte müssen aber den Hinweis tragen, dass sie bei Kindern Unruhe fördern (siehe Seite 26). Jedoch geht hier der Trend zu Farbkonzentraten aus Früchten und Gemüse. Die meisten Süßwaren enthalten außerdem zahnschädigende Citronensäure – wie paradoxerweise auch Kaugummi, das mit dem Hinweis »zahnschonend« beworben wird, weil es ohne Zucker ist. Enthalten ist stattdessen der Ersatzstoff Xylit, der zu den Zusatzstoffen (E 967) zählt. Er kann Karies entgegenwirken.

Besser essen ohne: Bio-Süßigkeiten sind hier die beste Wahl. Sie liefern zwar auch viel Zucker, kommen aber meist mit deutlich weniger Zusatzstoffen aus. Problematische Farb- und Süßstoffe findet man darin nicht – bis auf Xylit (E 967) und Erythrit (E 968), die zum Süßen verwendet werden, aber in der gesunden Ernährung nicht empfehlenswert sind. Einige Bio-Schokoladen und hochwertige konventionelle Tafeln enthalten teils kein Lecithin. Durch Conchieren (langes Rühren der Schokolade) wird die Masse schön cremig und der Emulgator überflüssig.

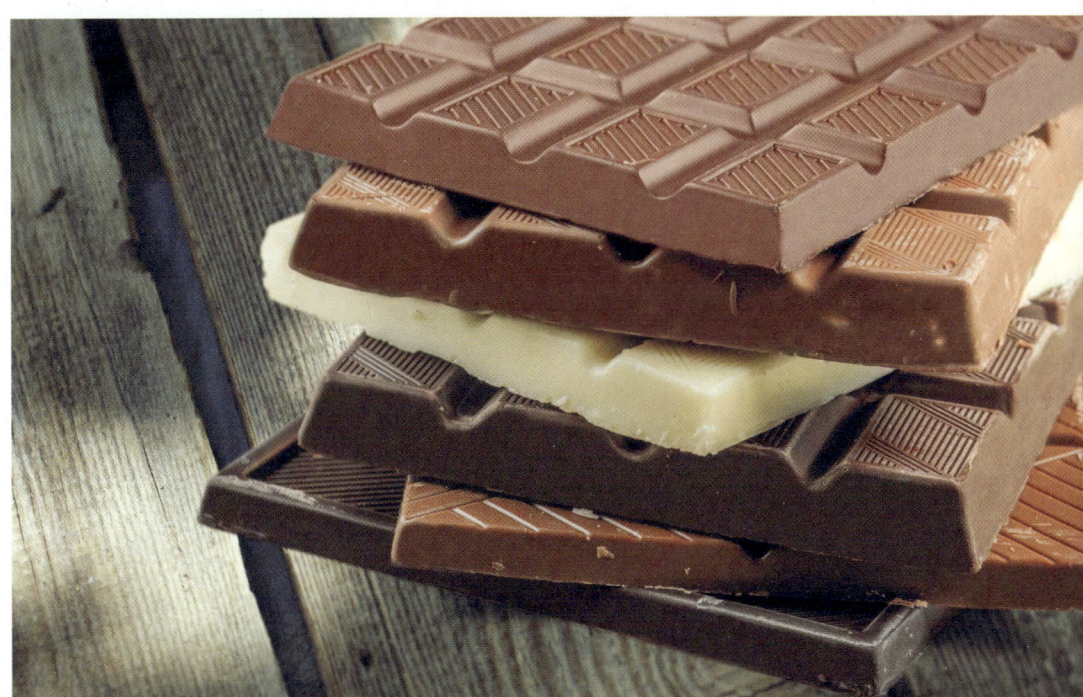

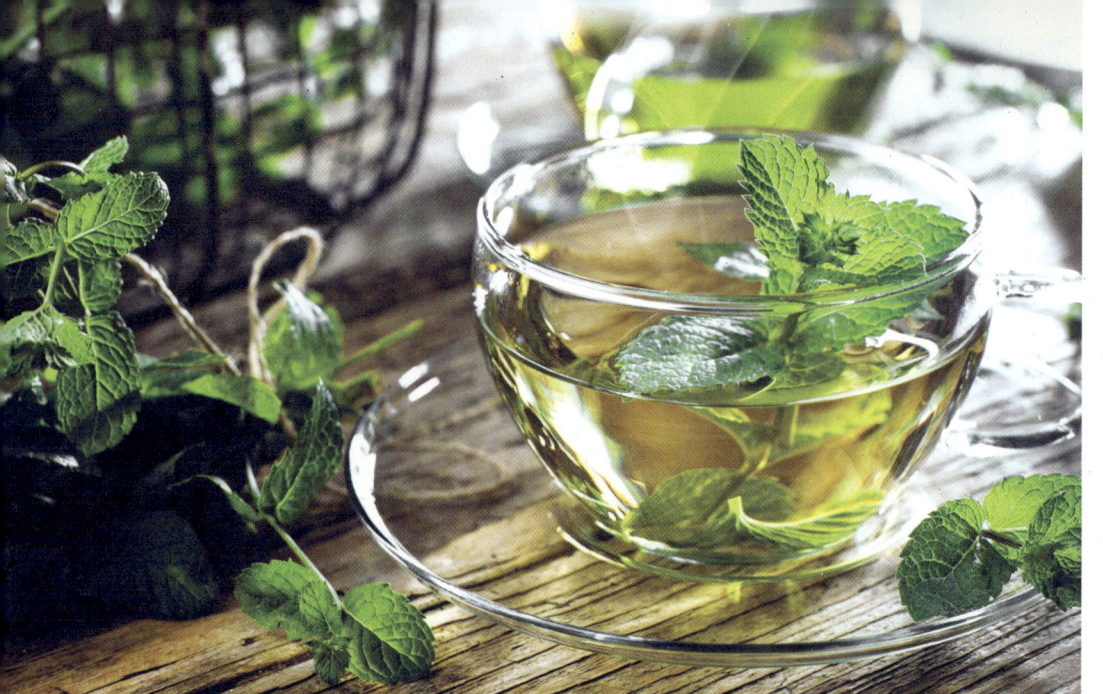

Tee (Früchte- und Kräutertee)

Sind Zusatzstoffe drin? Früchtetee, aromatisierter Schwarz- und Grüntee sowie Kräutertee enthalten häufig sogenannte natürliche Aromen. Sie werden aus pflanzlichen Rohstoffen gewonnen, aber nicht aus der namengebenden Pflanze, die auf der Packung beworben wird, wie zum Beispiel Mango oder Vanille. Diese Aromen werden heute oft biotechnologisch mithilfe von Bakterien und Schimmelpilzen gewonnen. Naturaroma sieht anders aus.
Besser trinken ohne: Kräuter- und Früchtetees ohne Aromazusatz wählen – ob Bio oder konventionell, sie sind hier die beste Wahl. Sie schmecken zwar nicht so intensiv, dafür bleiben zugesetzte Aromen außen vor. Mit der Zeit gewöhnt sich der Gaumen an den weniger intensiven Geschmack.

Vegane Lebensmittel (veganer Käse, Fleischersatz)

Sind Zusatzstoffe drin? Vegane Produkte sind besonders reich an Zusatzstoffen. Veganer Käse, oft ein Mix aus Stärke, Öl und Wasser, enthält Aromen und Dickungsmittel, damit die Masse nach etwas schmeckt und in Form bleibt. Wurst- und Fleischersatzprodukte aus Soja, Lupinen oder Weizengluten (Seitan) enthalten zudem teils Hefeextrakt oder Aromen, um den faden Zutaten Geschmack zu verleihen. Auch werden sie mit Raucharoma versetzt.

Besser essen ohne: Statt Veggiekäse und -wurst besser Brotaufstriche auf der Basis von Gemüse, Cashew, Hülsenfrüchten oder Sonnenblumenöl wählen, sie sind in der Regel ohne Aromen und Hefeextrakt. Mancher Bio-Aufschnitt als Fleischersatz kommt zudem ohne Zusätze aus. Hier gilt wieder: Zusatzlisten lesen!

DIESE LEBENSMITTEL SIND OHNE ZUSATZSTOFFE

○ Frisches Gemüse, Kartoffeln, Kräuter, Obst (mit Ausnahme von Wachs und Schellack für Obst als Überzugsmittel), Fleisch, Geflügel und Fisch

○ Pflanzliche Öle wie Sonnenblumen-, Oliven- und Rapsöl

○ Frische, fermentierte Lebensmittel, die nicht wärmebehandelt (pasteurisiert) sind

○ Natürliche alternative Süßungsmittel wie Honig, Ahornsirup, Agavendicksaft, Kokosblütenzucker und -sirup, Reis- und Dattelsirup

○ Kaffee, Instantkaffee, Getreide- und andere koffeinfreie Kaffees, schwarze, grüne und weiße Blatttees (nicht aromatisiert), Mineralwasser, stilles Wasser

○ Frischmilch, Naturjoghurt, Dickmilch, Naturquark, saure Sahne, Buttermilch

○ Nudeln (mit Ausnahme von glutenfreier und eiweißarmer Pasta)

○ Reis, Getreidekörner aller Art, Pseudogetreide wie Quinoa, Amaranth, Couscous, Buchweizen und daraus hergestellte Produkte wie Flocken und Grieß, Hülsenfrüchte wie Linsen, Bohnen und Kichererbsen

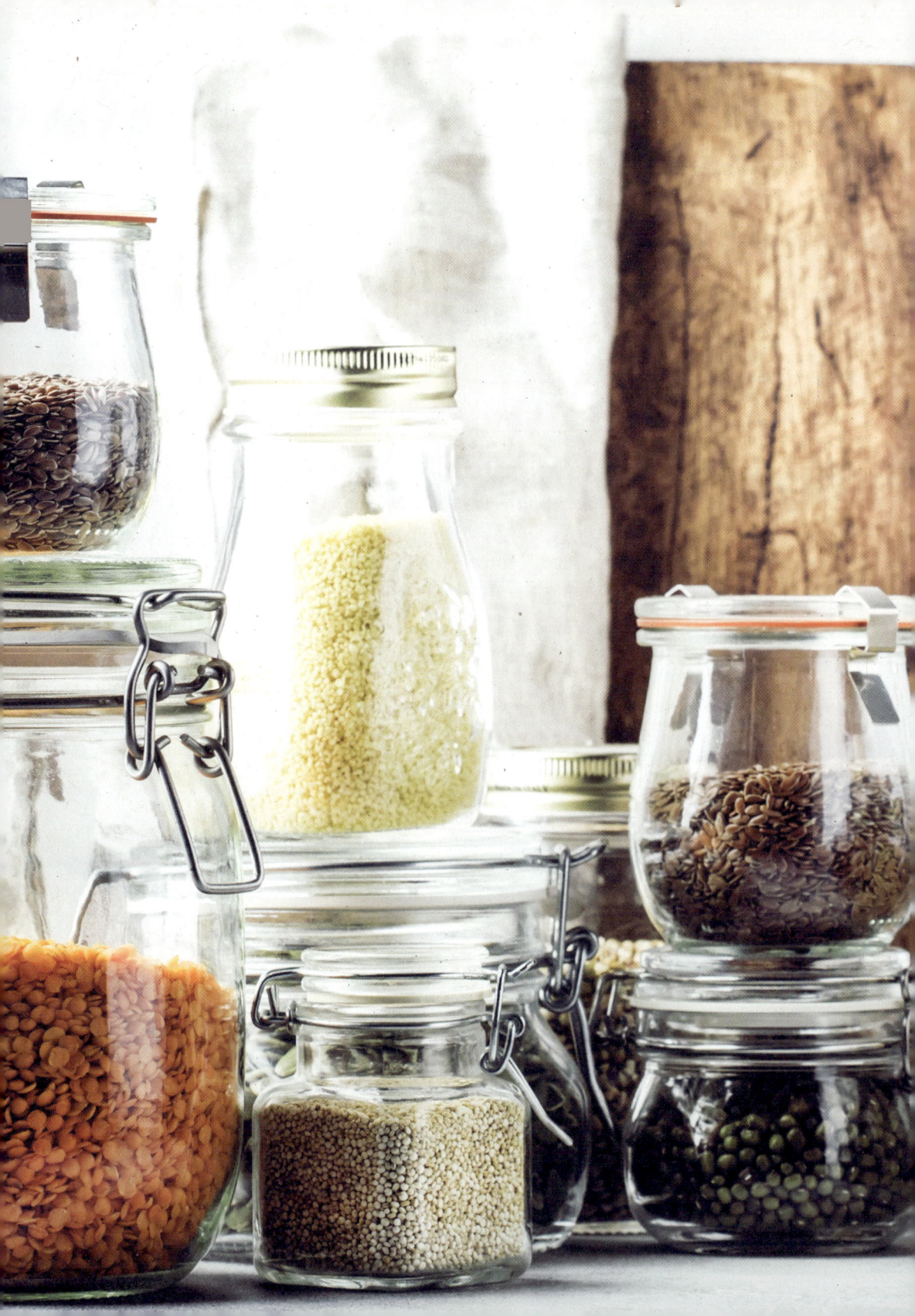

AUS DEM VORRAT SCHÖPFEN

Je mehr Zutaten zu Hause zum Kochen vorrätig sind, umso weniger gerät man in Versuchung, Fast Food zu bestellen. Mit einem gut gefüllten Vorratsschrank, der sowohl gekaufte als auch selbst hergestellte Lebensmittel enthält, lässt sich immer auch auf die Schnelle etwas zaubern.

Das gehört in den Vorratsschrank

Wenn Sie folgende Produkte auf Vorrat zu Hause haben, können Sie auch mal spontan etwas kochen. So laufen Sie nicht Gefahr, mit knurrendem Magen einkaufen zu gehen und doch zu einem Fixgericht zu greifen.

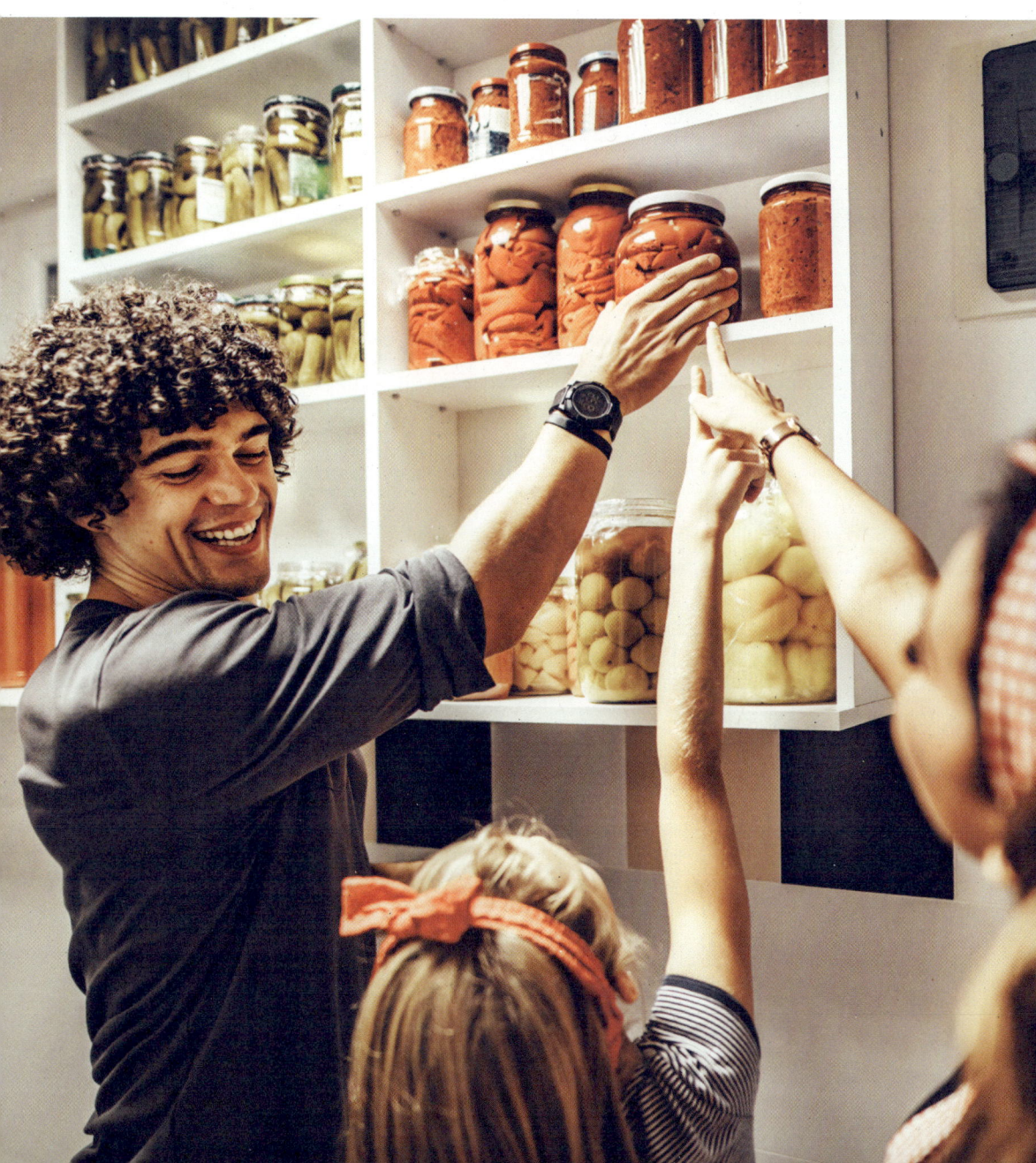

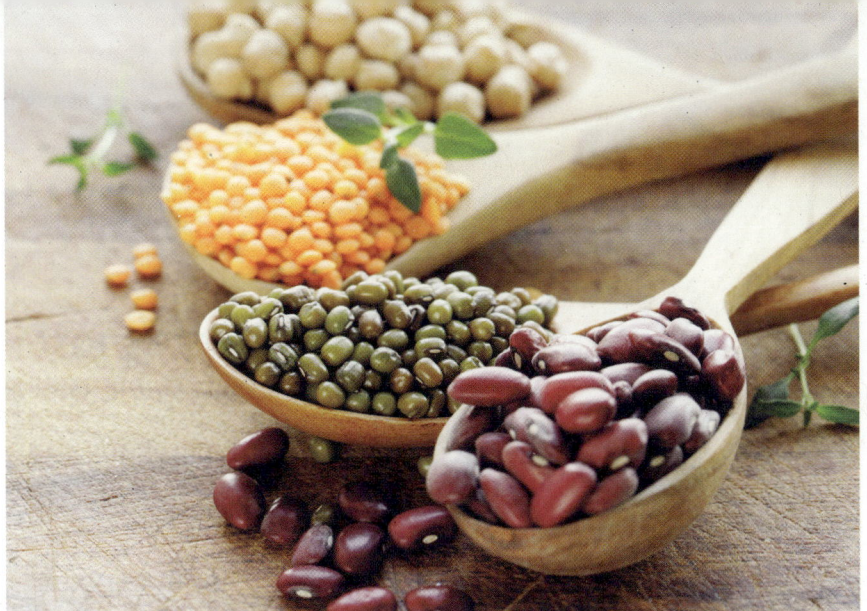

Getreideprodukte & Hülsenfrüchte

Was früher als Beilage galt, darf heute einen Gutteil des Tellers einnehmen. Darum kann die Vorratskammer damit gut gefüllt sein.

In den Vorrat gehören: Nudeln, Reis, Mehl, Grieß, Couscous, Pseudogetreide wie Amaranth, Buchweizen, Hirse und Quinoa. Außerdem verschiedene Flocken z. B. aus Dinkel, Buchweizen oder Hafer (fürs Müsli grobe Flocken, für Porridge feine). Ebenso Hülsenfrüchte wie Kichererbsen, rote Linsen, braune Linsen und Mungobohnen.

Gemüse- & Bohnenkonserven

Gemeint sind sterilisierte Produkte, die eine lange Haltbarkeit haben. Selbst über das Mindesthaltbarkeitsdatum hinaus lassen sie sich oft noch jahrelang verwenden. Statt in Konservendosen sollte das Gemüse möglichst in Gläsern und Glasflaschen eingekauft werden, diese lassen sich prima weiterverwenden.

In den Vorrat gehören: Kichererbsen, weiße Bohnen, Kidneybohnen, Mais, Gurken, Rote Bete, Oliven, Kapern, passierte Tomaten und Tomaten in Stücken. Praktisch sind zudem verschiedene Sorten Pesto und pflanzliche Brotaufstriche.

Trockenfrüchte & Nüsse

Sie bereichern das Müsli und herzhafte Gerichte oder sind als Snack eine gute Alternative zu Chips.

In den Vorrat gehören: Rosinen, Datteln, getrocknete Kirschen, Pflaumen und Mangos. Außerdem Walnüsse, Mandeln, Cashewkerne, Haselnüsse sowie Körner aller Art, z. B. Sesamsamen, Sonnenblumen- und Kürbiskerne. Immer gilt: Regionales und Heimisches vor importierten Knabbereien. Leinsamen sind beispielsweise eine gute regionale Alternative zu Chiasamen. Heimische Hasel- oder Walnüsse sind zudem günstiger und oft auch frischer als Mandeln aus Kalifornien.

Kräuter & Gewürze

Sie sind eine wichtige Zutat beim Kochen und machen aromatisierende Zusätze wie Hefeextrakt überflüssig.

In den Vorrat gehören: Neben Pfeffer, Salz und Gemüsebrühe sind getrocknete grüne Kräuter wie Basilikum, Thymian, Majoran, Dill, Oregano, Schnittlauch als weitere Basics prima. Dazu dürfen gelbe Gewürze wie Curry, Kurkuma und Ingwer, Koriander, Muskatnuss, Paprika und Zimt nicht fehlen. Auch spezielle Gewürzmischungen, etwa für Bratkartoffeln oder Gemüsepfannen, die es in Bio-Läden in großer Auswahl gibt, sind hilfreich in der schnellen Küche. Immer darauf achten, dass kein Hefeextrakt enthalten ist!

Essig & Öl

Sie sind wichtige Begleiter für Salate und die warme Küche.

In den Vorrat gehören: Mehrere Sorten Essig, etwa ein Balsamico aus konzentriertem roten Traubensaft, ein Condimenti (aus weißen Trauben) sowie Apfelessig. Dazu zwei Olivenöle unterschiedlicher Qualität, beispielsweise ein günstiges Öl zum Kochen und ein höherpreisiges für Blattsalate und anderes Gemüse, das roh gegessen wird. Lecker auch: mit Chili, Zitrone oder Basilikum gewürzte Öle.

Heißgetränke

Morgens ist der Kaffee alle? Das geht gar nicht!

In den Vorrat gehören: Kaffee, Espresso, echter Kakao zum Anrühren, verschiedene Kräuter- und Früchtetees sowie Schwarztees nach Gusto, z. B. Darjeeling, Assam oder Earl Grey.

Ordnung muss sein

Werden Nudeln, Reis und Müsli in verschließbare Gläser und Dosen gefüllt, hilft dies, Ordnung im Vorratsschrank zu halten. Wer mehrere Regalböden zur Verfügung hat, kann die Behälter thematisch ordnen, also Nudeln & Co. in eine Reihe stellen, darunter Hülsenfrüchte und Gewürze, darunter Marmeladen und herzhafte Aufstriche etc. Aber auch mit wenig Platz kann Ordnung gehalten werden. Im Internet gibt es schöne Videos, wie sich ein Vorratsschrank sinnvoll einrichten lässt.

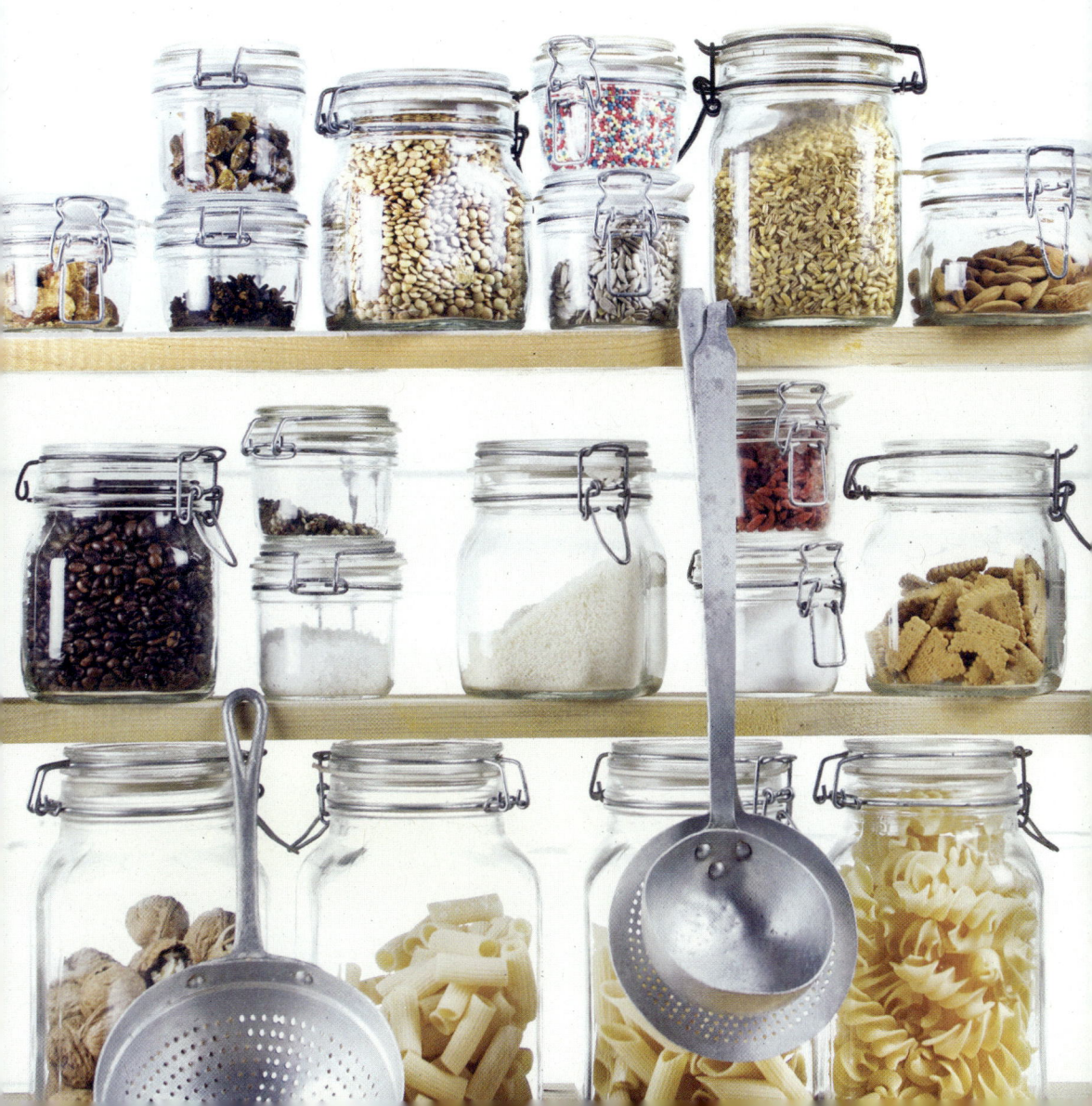

Kühlschrank & kühler Keller

Auch viele frische Lebensmittel lassen sich bevorraten. Gemüse wie Karotte, Kürbis, Steckrübe, Rote Bete, Topinambur, Blumenkohl, Pastinake und Fenchel halten problemlos eine Woche lang im Kühlschrank, einem kühlen Keller oder im Herbst und Winter auf dem Balkon. Kartoffeln und Süßkartoffeln sind noch länger haltbar.

Frisch ohne Kühlschrank

Die Französin Marie Cochard plädiert dafür, im Alltag möglichst ganz ohne Kühl- und Tiefkühlschrank auszukommen. In ihrem Buch *Lust auf Frische* (siehe weiterführende Literatur, S. 120) rät sie zu traditionellen, aber vergessenen Methoden, etwa zum Eingraben von Karotten und anderem Lagergemüse (Knollen, Rüben), zum Lagern von Äpfeln in flachen Kisten statt im Kühlschrank (die Früchte müssen nebeneinanderliegen, ohne sich zu berühren; durch ausgediente Weinkorken bleiben sie auf Abstand). Käse kommt unter die Käseglocke, und wasserreiches Gemüse wie Salat, Lauch und Radieschen wird in ein Glas mit Wasser gestellt. So bleiben viele Lebensmittel frischer und schmecken auch aromatischer als aus der Kühlung.

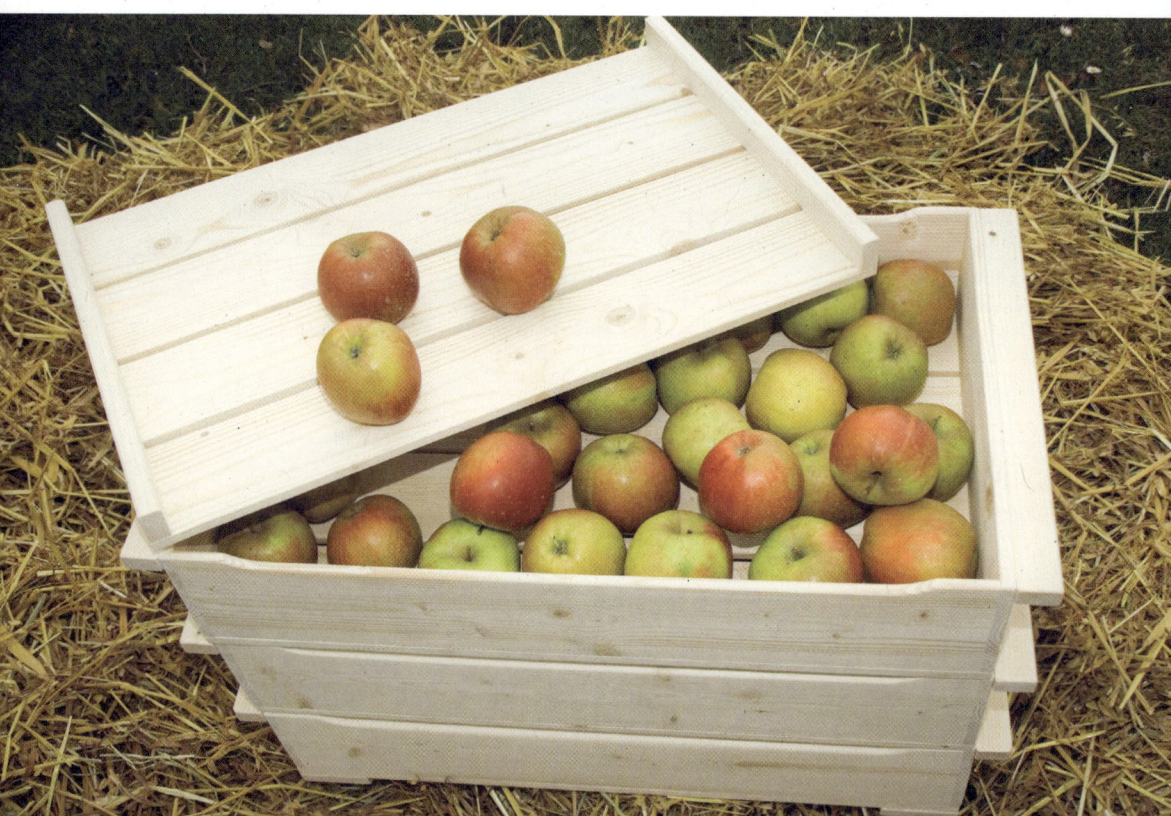

Selbstgemachtes genießen

Das Haltbarmachen von Lebensmitteln ist eine weitere Möglichkeit, ohne Fertigprodukte auszukommen.

Einfrieren

Das Einfrieren von Obst und Gemüse gilt als schonendste Methode der Konservierung. Empfindliche Vitamine bleiben zumindest für einen bestimmten Zeitraum weitgehend erhalten. Unter dem Strich betragen die Vitamin-C-Verluste nach drei Monaten für z. B. Blumenkohl 36 Prozent, für grüne Bohnen 37 Prozent und für Spinat bereits knapp 50 Prozent. Ratsam ist also, die Lebensmittel nicht allzu lange einzufrieren.

Zum Einfrieren sind alle Gemüse- und Obstsorten geeignet, die wenig Wasser enthalten, z. B. Karotten, Blumenkohl, Brokkoli und Pastinaken, nicht jedoch Blattsalate, Gurken, Tomaten, Rettiche und Radieschen. Auch rohe Kartoffeln können nicht eingefroren werden, sie müssen gegart werden. Beim Obst lassen sich alle Beerenfrüchte einfrieren, nicht jedoch Weintrauben, rohe Äpfel und Birnen und Melonen.

Einkochen

Beim Einkochen werden Gemüse und Obst bei Temperaturen zwischen 85 und 100 Grad Celsius sterilisiert. Gegart wird in einem Einkoch- oder Dampfdrucktopf oder in der mit Wasser gefüllten Fettpfanne des Backofens. Dazu schichtet man z. B. Erbsen, Bohnen oder Pflaumen in ein Einkochglas und übergießt sie mit einem salzigen, sauren oder süßen Aufguss. Dann wird das Ganze mit Gummiring, Deckel und Klammer oder Twist-off-Deckel verschlossen. Der Inhalt gart nun je nach Gerät und je nach Obst- oder Gemüsesorte bis zu drei Stunden. Nach dem Einkochen müssen die Gläser sofort herausgenommen und abgekühlt werden. Man kann das Obst oder Gemüse natürlich auch in einem großen Topf einkochen und in noch heißem Zustand in Gläser abfüllen. Danach muss sofort der Twist-off-Deckel zugeschraubt werden, denn beim Abkühlen funktioniert dieser als luftundurchlässige Abdichtung. Durch einen Unterdruck können keine Bakterien in die verschlossenen Gläser gelangen, weshalb die eingekochten Nahrungsmittel darin sehr lange haltbar sind.

Dörren (Trocknen)

Das Trocknen, auch Dörren genannt, ist eines der ältesten Verfahren der Haltbarmachung. Und eines der unkompliziertesten, denn man braucht dazu lediglich Zeit. Dörren kommt vom Begriff *Darren* und bedeutet so viel wie Entzug von Wasser durch Luft und Wärme. Zum Dörren eignet sich alles, was nicht zu wasserreich ist: Äpfel-, Quitten-, Karotten-, Zucchini-, Pilz- und Knoblauchscheiben sowie Kräuter und Blätter von z.B. Pfefferminze für Tee. Zwar kann man auch Tomaten, Pfirsiche, Aprikosen und Weintrauben trocknen, doch dauert dies sehr lange, da sie viel Wasser enthalten.

Gedörrt wird entweder an der frischen Luft oder im Backofen. Energiesparender ist natürlich die Lufttrocknung, doch benötigt sie viel Platz, da das Dörrobst ausgebreitet werden muss. Im Backofen werden z.B. Apfelscheiben auf Bleche verteilt und das Ganze bei circa 70 Grad Celsius (Umluft 50 Grad) mehrere Stunden lang getrocknet. Die Ofenklappe muss dabei einen Spalt geöffnet sein, damit die Feuchtigkeit abziehen kann. Wer öfter dörren möchte, kann über die Anschaffung eines Dörrgeräts nachdenken, da das Trocknen hierin quasi von alleine geht. Eine Zeitschaltuhr zeigt bequem an, wann die Trockenzeit beendet ist.

Einlegen

Zum Einlegen von Gemüse ist eine Mischung aus Essig, Wasser und Zucker nötig, die zum Einmachgut gegeben wird, um Keimen den Garaus zu machen. Genauso lassen sich Früchte in Essig, Wasser und auch Wein einlegen – oder in hochprozentigen Alkohol. Anders als beim Einkochen erhalten Gemüse und Obst bei dieser Methode nur einen heißen Aufguss oder werden kurz gegart. Durch das Ziehen im Sud über mehrere Monate entfaltet sich schließlich der Geschmack. Der Sud schützt das Gemüse auch vor Verderb.

Auch Öl eignet sich gut zum Einlegen von Gemüse, etwa Zucchini, Tomaten und Auberginen. Da beim Einlegen in Öl auf Essig verzichtet wird, muss das Gemüse zur besseren Haltbarkeit vorher gegart werden.

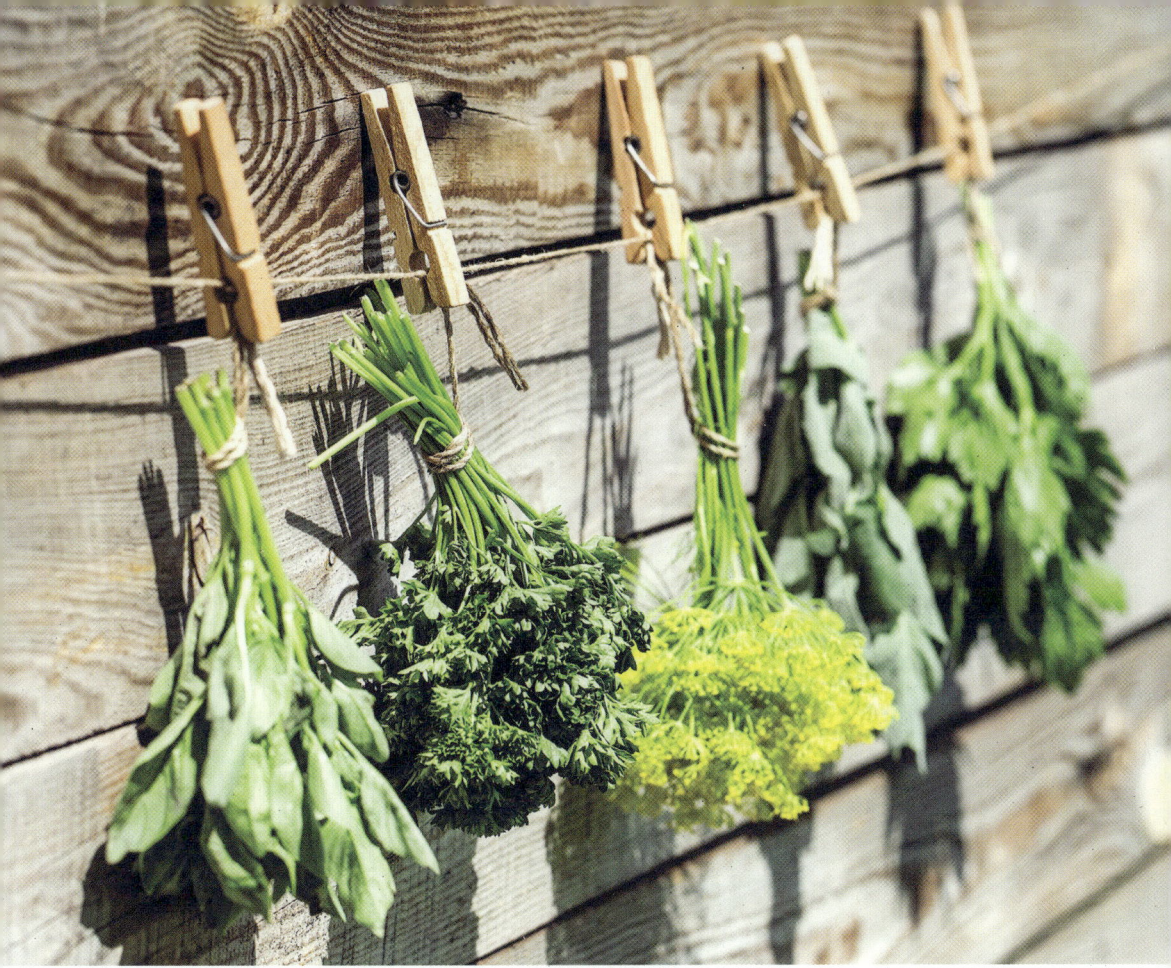

Fermentieren

Dies ist eine uralte Methode, um Gemüse zu konservieren. Klassischerweise ist es Weißkohl, der, in Streifen geschnitten und mit Salz oder Salzlake vermengt, eine Zeit lang unter Sauerstoffausschluss fermentiert. Dabei wird der Zucker aus dem Gemüse mithilfe von Bakterien zu Milchsäure abgebaut, die das Gemüse wiederum haltbar macht. Neben Weißkohl kann aber auch anderes Gemüse fermentiert werden – etwa Karotten, Tomaten, Bohnen oder Fenchel (siehe Rezepte ab Seite 116 f.). Fermentiertes ist zurzeit sehr angesagt, weil es schmeckt, gesund ist und ohne Energieverbrauch hergestellt werden kann. Einfach mal probieren!

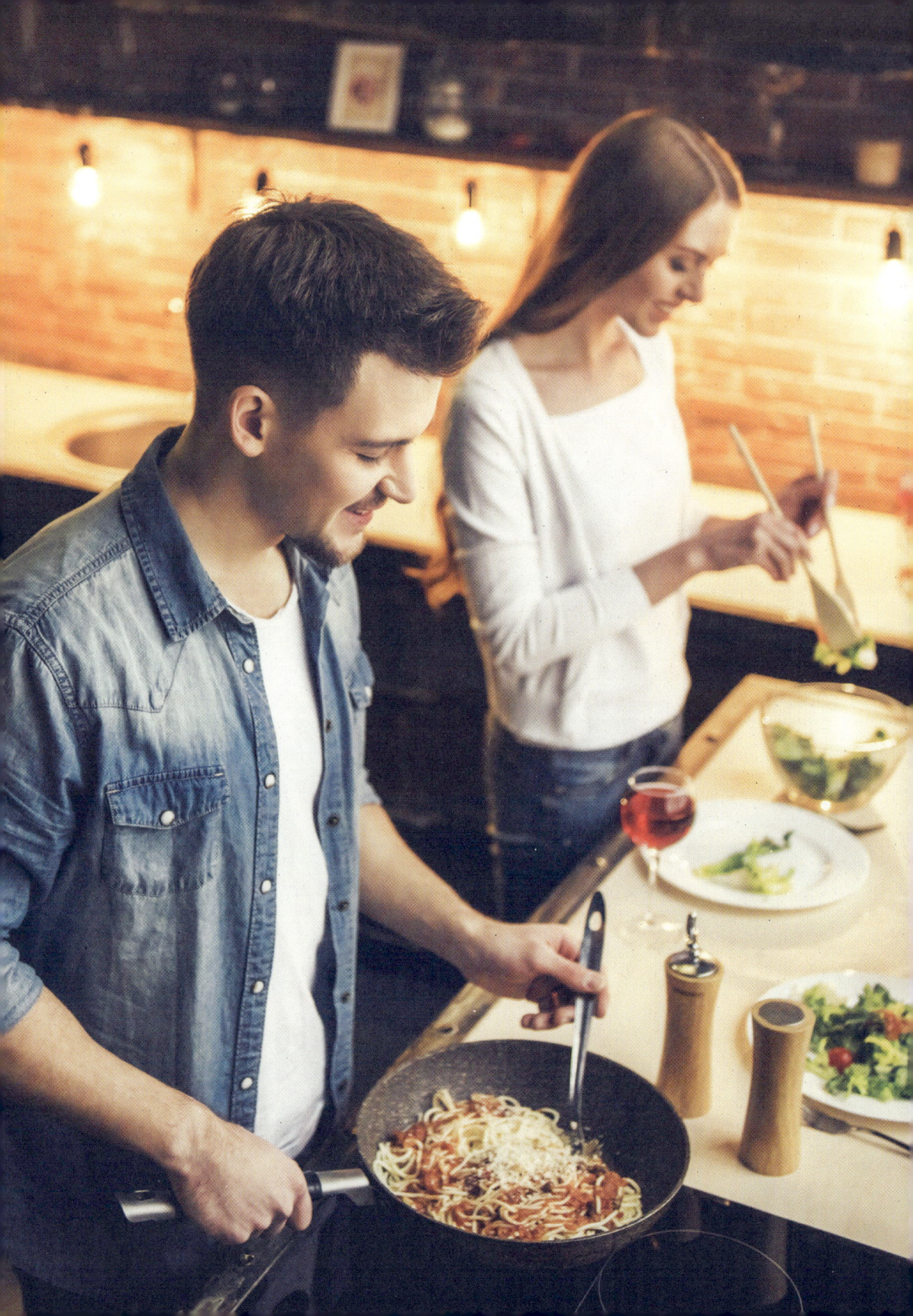

LECKERES FÜR DIE ALLTAGSKÜCHE

Jetzt geht es an den Kochtopf! Auf den nächsten Seiten gibt es vor allem Rezepte für Gerichte, die als Fertigprodukte meist randvoll mit Zusatzstoffen sind. Darunter sind viele Speisen und Getränke, die sich gut ins Büro oder in die Schule mitnehmen lassen.

Ohne Zusatzstoffe im Gepäck

Unterwegs ist die zusatzstofffreie Verpflegung oft schwierig. Zwar gibt es an Bahnhöfen, in Supermärkten und Schulkiosken inzwischen oft knackige Salate, Vollkornsandwiches mit vegetarischen und veganen Cremes oder gefüllte Wraps, die lecker-natürlich wirken. Doch oft enthalten sie Zusatzstoffe, um stundenlang frisch und in Form zu bleiben. Deshalb: lieber selber kochen und ohne lästige Zusatzstoffe im Gepäck losziehen!

Logos

Anhand der Logos sehen Sie auf einen Blick, welche Gerichte sich zum Mitnehmen eignen oder sich gut auf Vorrat kochen lassen. Außerdem geben sie an, welche Rezepte vegan sind und welche Kindern eine Freude bereiten.

To go!
Prima fürs Büro oder für die Schule

Auf Vorrat
Das Rezept kann gut auf Vorrat hergestellt werden

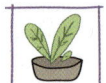

Vegan
Perfekt für Veganer

Hits für Kids
Mögen Kinder besonders gern

Alle Rezepte sind – wenn nicht anders angegeben – für 4 Personen berechnet.

Aber bitte mit Bio! Für die Zubereitung werden Bio-Lebensmittel empfohlen. Alle Zutaten sind in Bio-Qualität erhältlich.

Brot & Müsli

Roggenbrot

½ Würfel Backhefe (21 g)

300 g Roggenvollkornmehl + etwas Mehl zum Kneten

200 g Dinkelvollkornmehl

½ Päckchen Sauerteigextrakt (erhältlich in Bio-Läden,
   Reformhäusern, Drogerien oder im Internet)

½ TL Salz

(1) Hefe zerbröseln und gemeinsam mit Mehl, Sauerteigextrakt, Salz und etwa 400 ml lauwarmem Wasser in eine große Schüssel geben. Von Hand oder mit dem Knethaken des Handrührgeräts etwa fünf Minuten lang gründlich vermengen. Die Masse ist jetzt noch recht feucht. Die Schüssel mit einem sauberen Küchentuch abdecken. Den Teig am besten über Nacht an einem warmen Ort gehen lassen. Er sollte am nächsten Tag deutlich an Volumen zugenommen haben.

(2) Den Teig nochmals etwa 10 Minuten auf der mit Mehl bestäubten Arbeitsfläche kneten. Sollte der Teig zu feucht sein, etwas Mehl zugeben, bis er nicht mehr klebt. Dann den Teig auf dem Brett oder in der Schüssel abgedeckt nochmals 3 Stunden gehen lassen.

(3) Den Backofen auf 250 °C Ober- und Unterhitze (Umluft 220 °C, Gas Stufe 3) vorheizen. Den Brotteig noch einmal kurz verkneten, dann zu einem runden oder länglichen Brotlaib formen und auf ein mit Backpapier ausgelegtes Backblech oder in eine gefettete mittlere Kastenform legen.

(4) Eine feuerfeste Schale mit Wasser in den Ofen stellen, sodass sich Wasserdampf entwickeln kann. Dieser bewirkt, dass das Brot nicht austrocknet und schön saftig wird. Das Brot auf mittlerer Schiene des Ofens zunächst 10 Minuten backen, dann die Temperatur auf 200 °C (Umluft 175 °C, Gas Stufe 2) herunterschalten und weitere 40 Minuten backen, bis das Brot leicht gebräunt ist. Den Backofen ausschalten und das Brot noch einige Minuten darin liegen lassen. Aus dem Ofen nehmen und auskühlen lassen. Dann erst aus der Form nehmen.

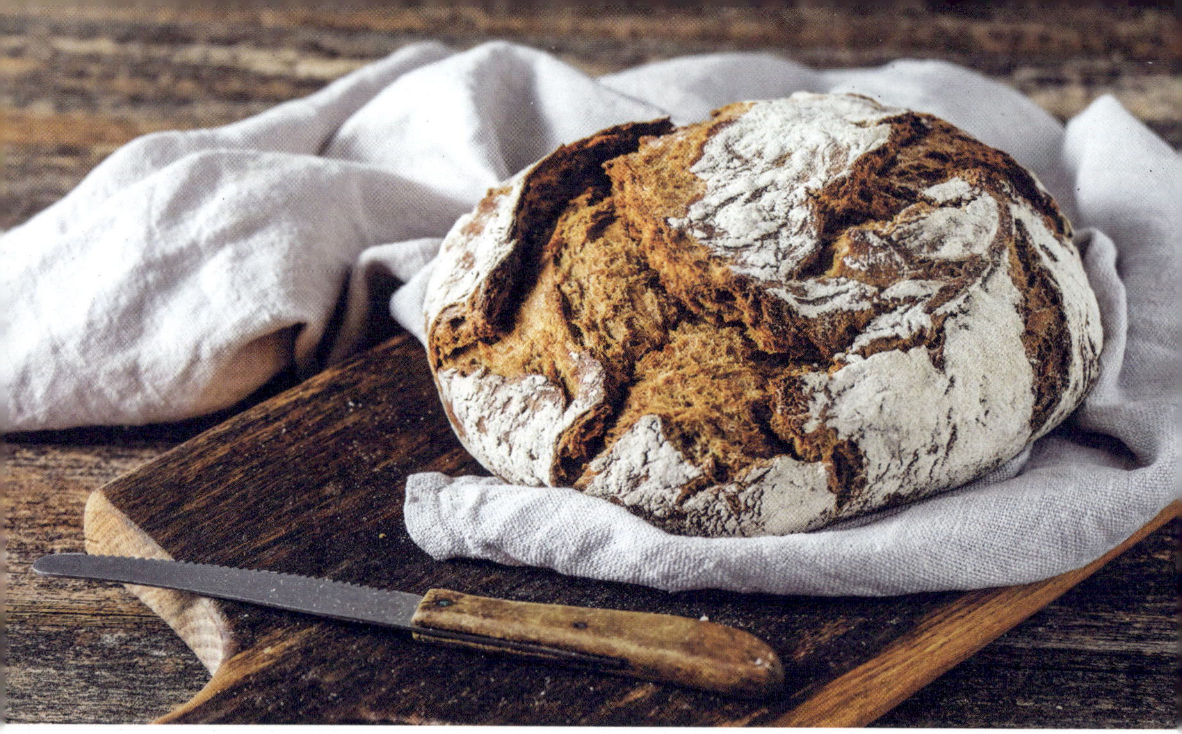

 Das Brot kann statt mit Dinkel auch mit einer alten Getreidesorte wie Emmer, Einkorn oder Kamut gebacken werden.

Schön knackig wird es zudem, wenn in den Teig etwa 50 g Sonnenblumen- oder Kürbiskerne gegeben werden oder das Brot vor dem Backen damit bestreut wird.

Schneller Hefezopf

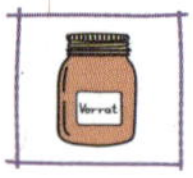

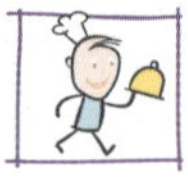

    circa 350 ml Milch
    125 g Butter
    600 g Dinkelmehl Type 1050
    1 Würfel Hefe oder 1 Päckchen Trockenhefe
    1 Prise Salz
    60 g Zucker
    1 Eigelb
    100 ml Sahne
    2 EL Mandelblättchen

① Milch leicht erhitzen, Butter darin zerlassen. Mehl, zerbröselte Hefe (oder Trockenhefe), Salz, Zucker und Milch-Butter-Gemisch in eine große Schüssel geben. Alles mit dem Knethaken des Handrührgerätes vermengen. So lange rühren, bis sich der Teig vom Schüsselrand löst. Teig abdecken und an einem warmen Ort circa 40 Minuten gehen lassen. Das Volumen sollte sich etwa verdoppeln.

② Etwas Mehl auf die Arbeitsfläche streuen. Teig einige Minuten lang kräftig kneten. Dann in drei Teile teilen und Stränge daraus formen. Diese an den oberen Enden zusammendrücken und daraus einen Zopf flechten und auch hier die Enden zusammendrücken. Den Zopf auf ein Holzbrett oder gefettetes Backblech legen, mit einem Tuch abdecken und nochmals circa 30 Minuten gehen lassen.

③ Backofen auf Ober- und Unterhitze 200 °C (Umluft 175 °C, Gas Stufe 2) vorheizen. Eigelb und Sahne verrühren. Den Zopf damit bestreichen. Mandelblättchen daraufstreuen. Dann circa 25 Minuten backen.

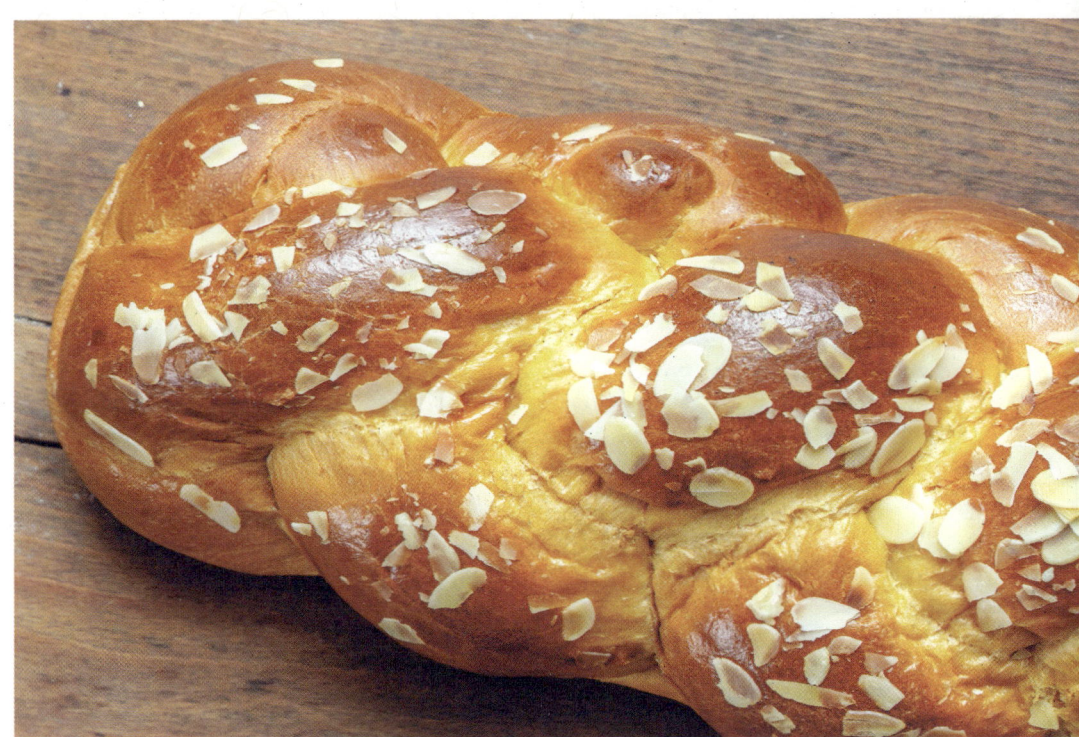

Das Rezept für ein perfektes Dinkel-Vollkornbrot – einfach und verständlich erklärt.

Zutaten
für einen Laib Brot

Für den Vorteig
200 g Dinkelvollkornschrot, fein
20 g Wilder-Natur-Sauerteig
200 g Wasser (circa 40 °C)

Für den Hauptteig
300 g Dinkelvollkornschrot, fein
11 g Meersalz
150 g Wasser (circa 40 °C)

Dauer

Fermentation Vorteig
9 – 12 Stunden bei 24 – 26 °C

Fermentation Hauptteig
2 – 2,5 Stunden bei 24 – 26 °C
(je nach Temperatur und
gewünschtem Geschmack)

Backen
40 – 45 Minuten bei 200 °C
im Backofen

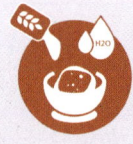

Jetzt ist Handarbeit gefragt! Die Zutaten des Hauptteigs (siehe oben) zum Vorteig geben und alles zu einem glatten Teig verkneten. Super ist es, wenn das Ganze mindestens 15 Minuten geknetet wird. Gegebenenfalls noch etwas Wasser hinzugeben, wenn der Teig zu fest erscheint.

④

Wenn der Vorteig Bläschen zeigt, ist er schon bereit. Dabei kann er auch leicht flüssig werden.

③

②

Das Gärgefäß mit dem Vorteig abgedeckt für 6 bis 9 Stunden warm stellen. Optimal wären 24 bis 26 °C.

Zunächst den Wilden-Natur-Sauerteig in warmem Wasser auflösen. Dann das Dinkelschrot hinzugeben und so lange rühren, bis eine breiige Masse entsteht (Vorteig).

①

Tipp

Ein Backofen mit Glühbirne strahlt angenehme Wärme für die Mikroben ab, sodass der Teig genau darunter, im geschlossenen Backofen, gut aufgeht.

Tipp

Gutes Sauerteigbrot herzustellen, ist die Königsdisziplin unter den fermentierten Lebensmitteln. Also nicht verzagen, wenn es beim ersten Mal nicht klappt!

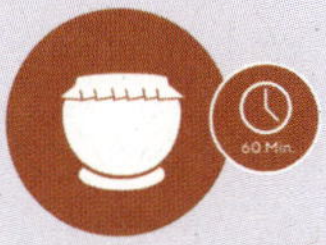

5 Nun diesen Teig circa 60 Minuten ruhen lassen.

6 Auf einer leicht bemehlten Oberfläche den Teig zu einer Rolle formen und dann in eine mit Olivenöl oder Butter eingefettete Backform legen.

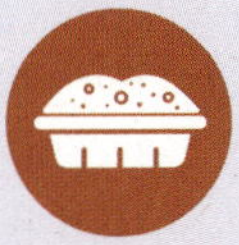

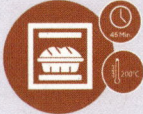

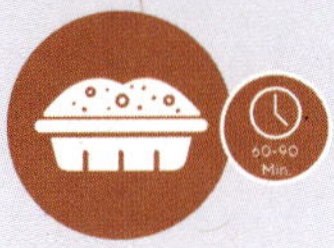

7 Alles nochmals für rund 60 bis 90 Minuten ruhen lassen.

8 Anschließend den Laib in der Backform mit etwas Wasser bestreichen oder besprühen und 2 bis 3 Mal leicht mit einem Messer einschneiden. Nun die Form mit einem Topf bedecken, der groß genug ist, um umgedreht über die Form gestülpt zu werden.

9 Nun das Ganze im Backofen bei 200 °C rund 40 bis 45 Minuten backen, bis sich eine goldbraune Kruste bildet. Um zu sehen, wann es soweit ist, und damit die Oberfläche besser bräunt, kann der Topf schon nach circa 30 Minuten entfernt werden.

Herzhafte Muffins
für circa 12 Stück

 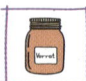

300 g Dinkelmehl Type 1050
2 TL Backpulver
½ TL Salz
Pfeffer
6 EL Öl
2 Eier
250 ml Milch
175 g Mais
150 g Salami oder veganer Wurstersatz
200 g Käse oder veganer Käse
1 Muffinblech oder 12 Papierförmchen

① Mehl und Backpulver in einer großen Schüssel mischen. Salz, Pfeffer und Öl dazugeben. Eier aufschlagen, mit der Milch mischen und ebenfalls zugeben. Alles zu einem Teig verrühren.

② Mais abtropfen lassen. Salami oder Wurstersatz in Stückchen schneiden. Käse reiben und 50 g beiseitelegen. Alles zum Teig geben und gut einarbeiten. Backofen auf 180 °C Ober- und Unterhitze (Umluft 155 °C, Gas Stufe 2) vorheizen.

③ Die Vertiefungen des Muffinblechs fetten bzw. die Muffinförmchen bereitstellen. Die Teigmischung gleichmäßig auf die Förmchen verteilen. Sie sollten zu drei Vierteln gefüllt sein. Mit dem vorher beiseitegelegten, geriebenen Käse bestreuen. Muffinförmchen auf den Rost des Backofens stellen und in den Ofen schieben. Circa 30 Minuten backen (eventuell nach 20 Minuten abdecken, damit der Käse nicht zu braun wird).

 Tipp

Statt Wurst(ersatz) kann auch klein geschnittenes Gemüse wie z. B. Karotten, Paprika, Zucchini verwendet werden.

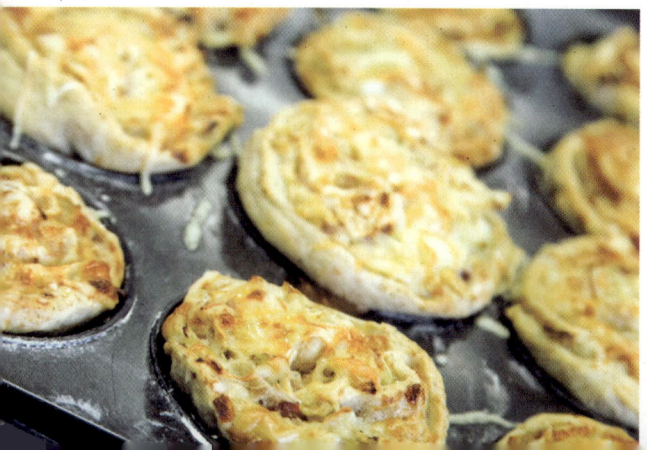

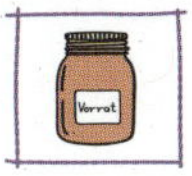

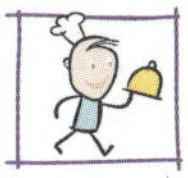

Knuspermüsli

4 EL grobe Haferflocken

4 EL Dinkel- oder Cornflakes

2 EL Sonnenblumenkerne

2 EL Mandelblättchen

2 EL Kokosflocken

2 EL Pflanzenöl

2 EL Honig oder Ahornsirup

4 EL 5-Korn-Flocken

① Haferflocken, Flakes, Kerne, Mandeln und Kokosflocken in einer Schüssel mischen. Dann in eine weite Pfanne geben und die Mischung ohne Fett unter Rühren anrösten. Wenn sie zu bräunen beginnt, Öl und Honig einrühren. Alles gut mischen. Nochmals circa 4 Minuten rösten.

② Knuspermischung in eine Schüssel geben, die 5-Korn-Flocken unterheben und alles auskühlen lassen.

Tipp

Die Knuspermischung lässt sich gut auf Vorrat zubereiten. Dafür die Menge der Zutaten vervierfachen. Nach Belieben können andere Kerne und Nüsse verwendet werden, z. B. Kürbiskerne, Sesamkerne, Haselnüsse, Walnüsse …

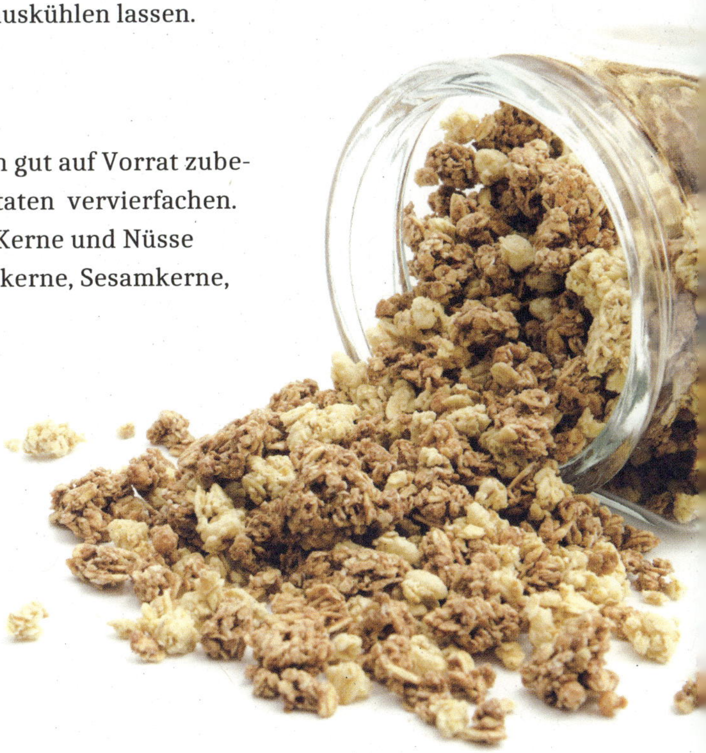

Haferporridge

200 g Haferkörner
    oder -schrot
circa 300 ml Milch oder Pflanzendrink
nach Gusto: Zimt oder Vanillemark
Rosinen, Feigen oder Datteln
Nüsse

① Haferkörner in einer Getreidemühle schroten oder zerkleinern lassen (Bio-Laden, Reformhaus, Drogerie). Haferschrot in eine Schüssel geben und mit etwa 250 ml Wasser verrühren. Zugedeckt mindestens 24 Stunden im Kühlschrank stehen lassen.

② Etwa die Hälfte des Porridges entnehmen und in einen Stieltopf geben. Den Rest in ein Glas geben und im Kühlschrank für den nächsten Tag aufheben. Milch oder Pflanzendrink zugeben, zu einer eher dünnflüssigen Masse verrühren. Unter Rühren aufkochen. Vorsicht, der Brei setzt schnell an. Das Porridge etwa 5 Minuten ausquellen lassen. Sollte die Masse recht dick sein, noch etwas Wasser zugeben.

③ Das Porridge mit Zimt oder Vanille verfeinern und klein geschnittenes Trockenobst und gehackte Nüsse unterrühren.

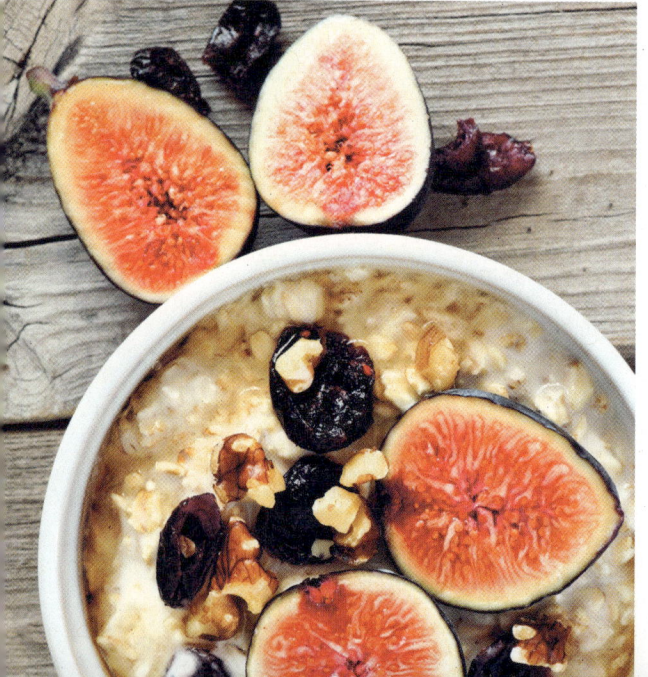

Porridge kann auch mit anderen Getreidesorten, etwa Dinkel oder Gerste, zubereitet werden. Glutenfrei sind Hirse, Reis, Mais Amaranth und glutenfreier Hafer (auf Glutenfrei-Label achten!).

Suppen und Saucen

Gemüsecremesuppe

½ Hokkaido-Kürbis oder
  anderes Gemüse (circa 800 g)
500 g Kartoffeln (vorwiegend mehlig
  kochend) oder Süßkartoffeln
1 große Karotte
1 Stange Lauch
2 EL Olivenöl
1 Liter Wasser
2 EL Instantgemüsebrühe (ohne Hefe
  und Geschmacksverstärker)
150 ml Sahne oder Kokosmilch
Salz
schwarzer Pfeffer aus der Mühle

① Kürbis waschen, halbieren, vierteln und die Kerne entfernen bzw. anderes Gemüse putzen. Kürbis mitsamt der Schale klein schneiden. Kartoffeln und Karotte schälen, waschen und zerkleinern. Lauch putzen und in Ringe schneiden.

② Den Lauch in einem großen Topf in Öl anbraten. Übriges Gemüse und Kartoffeln zugeben. 1 Liter Wasser mit Brühe mischen und zum Gemüse geben. Alles circa 20 Minuten köcheln lassen. Eventuell etwas Wasser nachgießen, falls die Suppe zu dickflüssig ist.

③ Suppe pürieren. Sahne oder Kokosmilch dazugeben und alles gut verrühren. Mit Salz und Pfeffer abschmecken.

Diese Suppe kann je nach Jahreszeit mit Gemüse aller Art gekocht werden, etwa mit Karotten, Rote Bete, Pastinaken, Blumenkohl oder Brokkoli. Etwa die Hälfte des Gemüses sollten aber immer mehlig kochende Kartoffeln oder Süßkartoffeln sein, damit die Suppe schön bindet.

Bunte Basic-Brühe

für circa 2 Liter

2 rote Zwiebeln
3 Knoblauchzehen
1 Stange Lauch
¼ Stück Sellerie
3 Karotten
1 Pastinake
4 EL Olivenöl oder Kokosfett
1 TL schwarze Pfefferkörner
1 TL Salz
2 Lorbeerblätter

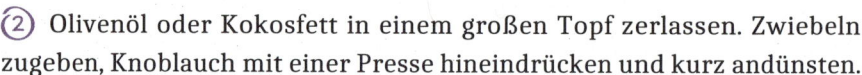

(1) Gemüse putzen und klein schneiden.

(2) Olivenöl oder Kokosfett in einem großen Topf zerlassen. Zwiebeln zugeben, Knoblauch mit einer Presse hineindrücken und kurz andünsten.

(3) Gemüse zugeben, gut 2 Liter Wasser angießen, Pfeffer, Salz und Lorbeerblätter dazu. Deckel schließen und alles zum Kochen bringen, dann die Hitze reduzieren. Circa 1 Stunde köcheln lassen.

(4) Topf vom Herd nehmen und die Brühe circa 10 Minuten ruhen lassen.

(5) Brühe durch ein feines Sieb gießen. Etwas weiches Gemüse durch das Sieb drücken. Dadurch wird die Brühe sämiger und aromatischer.

 Das ausgekochte Gemüse mit circa 750 ml Wasser mischen und erhitzen, dann pürieren. Etwas Sahne dazugeben, fertig ist die schnelle Suppe.
Aus der Gemüsebrühe wird eine Fleischbrühe, wenn zu Zwiebeln und Knoblauch ein Stück Beinscheibe vom Rind (circa 500 g) und circa 500 g Rinderknochen gegeben werden. Beides wird einfach mitgekocht.
Die Brühe lässt sich portionsweise im Eiswürfelbereiter einfrieren und bei Bedarf aus dem Tiefkühlfach holen. In Flaschen abgefüllt, hält sie sich circa 1 Woche im Kühlschrank.

Schnelle Tomatensauce

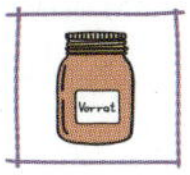

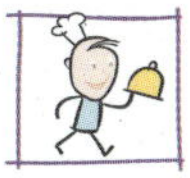

2 rote Paprikaschoten
1 Karotte
⅛ Liter Instantgemüsebrühe
   (ohne Hefe oder Geschmacksverstärker)
500 g passierte Tomaten
½ Becher Sahne
2 EL gemischte Kräuter (frisch oder TK)
Pfeffer

① Paprika und Karotte putzen, waschen und klein schneiden. Brühe zum Kochen bringen und Gemüse darin 10 Minuten zugedeckt dünsten. Bei Bedarf noch etwas Wasser nachgeben.

② Alles mit dem Pürierstab zerkleinern, bis keine Stückchen mehr zu sehen sind. Passierte Tomaten und Sahne zugeben und alles aufkochen. Sauce mit Kräutern, Pfeffer und Salz abschmecken.

Die Sauce passt nicht nur zu Nudeln, sondern auch zu Reis, Couscous und Hirse. Wer die Zutaten verdoppelt, hat schon für den übernächsten Tag Sauce in petto.

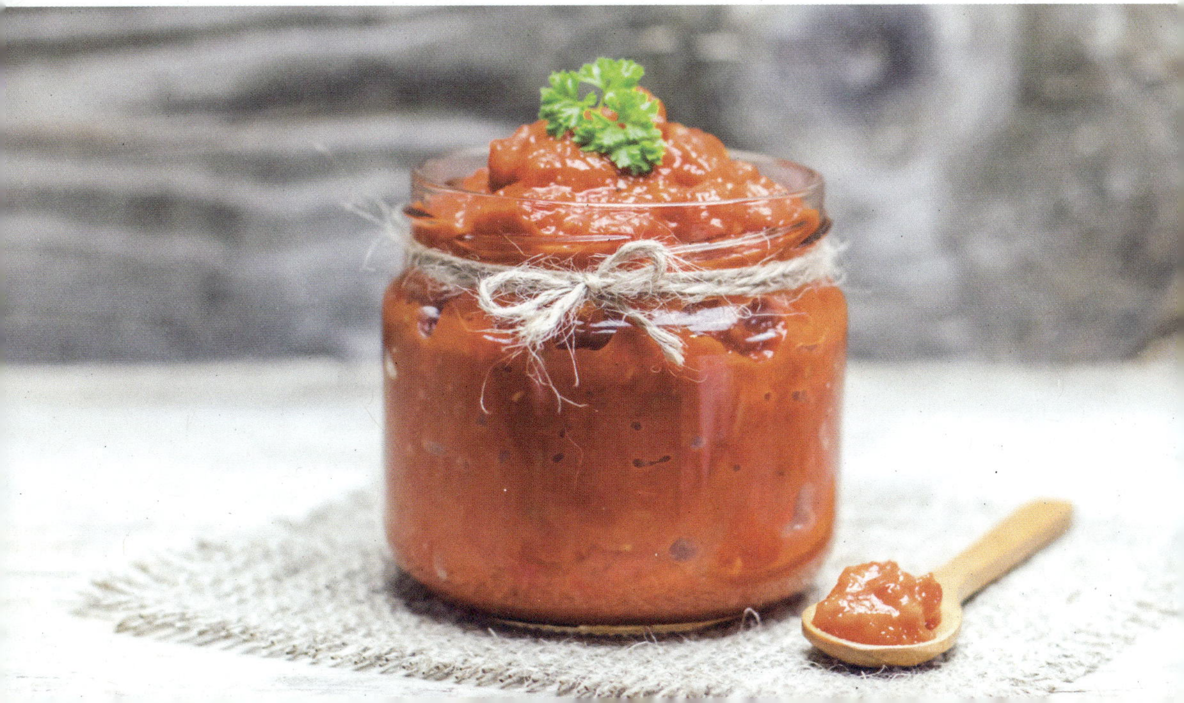

Klassische Béchamelsauce

70 g Butter
50 g Mehl
250 ml Vollmilch oder Pflanzendrink
400 ml Instantgemüsebrühe (ohne Hefe oder
    Geschmacksverstärker)
Salz, Pfeffer, Muskatnuss
etwa 100 ml Sahne

1. Butter schmelzen.

2. Mehl dazugeben und kurz anschwitzen, bis sich das Mehl goldgelb verfärbt.

3. Milch oder Pflanzendrink dazugeben und sofort kräftig mit dem Schneebesen rühren, damit sich keine Klümpchen bilden. Dann die Brühe einrühren.

4. Gewürze zugeben. Alles circa 10 Minuten köcheln lassen. Ab und zu umrühren.

5. Mit der Sahne verfeinern. Nochmals abschmecken.

 Béchamelsauce ist eine prima Grundlage für Lasagne, Cannelloni und Gemüseaufläufe.

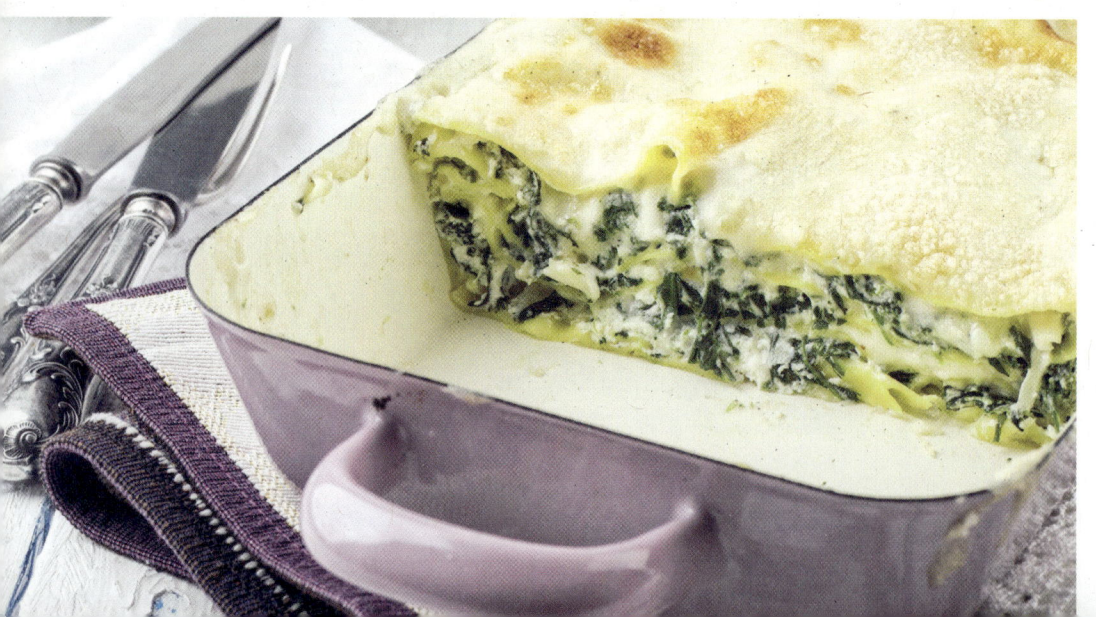

Salate

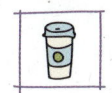 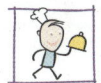

Karotten-Apfel-Salat

    500 g Karotten
    2 Äpfel
    250 ml Apfelsaft
    1 Becher Joghurt (150 g)
    1 TL Olivenöl
    Salz
    1 Prise Zucker

① Karotten und Äpfel schälen, Äpfel entkernen. Karotten und Äpfel in grobe Stücke schneiden. Dann in einer Rohkostmühle oder auf der Reibe raspeln. Gut mischen.

② Apfelsaft, Joghurt, Öl und Gewürze dazu, über das Gemüse geben und alles gut vermengen. Nochmals abschmecken.

 Tipp

Die Rohkost schmeckt auch lecker mit Rote Bete und Birne. Damit sich die Birne raspeln lässt, sollte sie relativ fest sein.

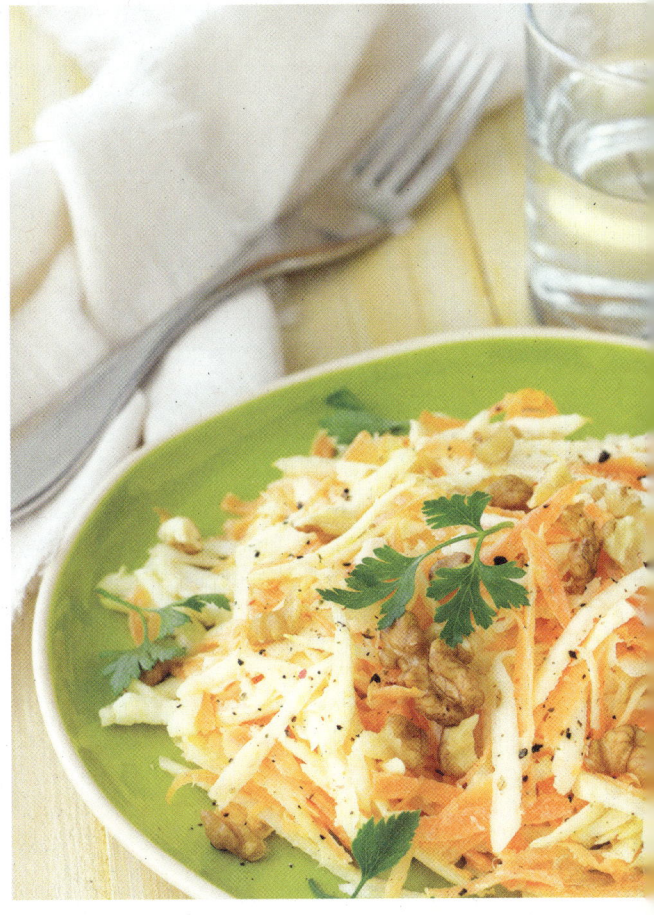

Mais-Birnen-Salat

1 Glas Mais (370 g)
2 reife Birnen
1 Orange
1 Handvoll Rucola
Saft von 1 Orange
4 EL Olivenöl
1 TL Zucker, Honig oder Agavendicksaft
Salz, Pfeffer

1 Mais in einem Sieb abtropfen lassen. In eine große Schüssel geben. Obst schälen, putzen und klein schneiden. Rucola waschen, trocken schütteln und zerzupfen. Alles mischen.

2 Öl mit Orangensaft, Zucker, Honig oder Agavendicksaft sowie Salz und Pfeffer verrühren. Unter den Salat heben. Circa 20 Minuten durchziehen lassen.

 Der Salat schmeckt auch lecker mit Apfel und Chicorée.

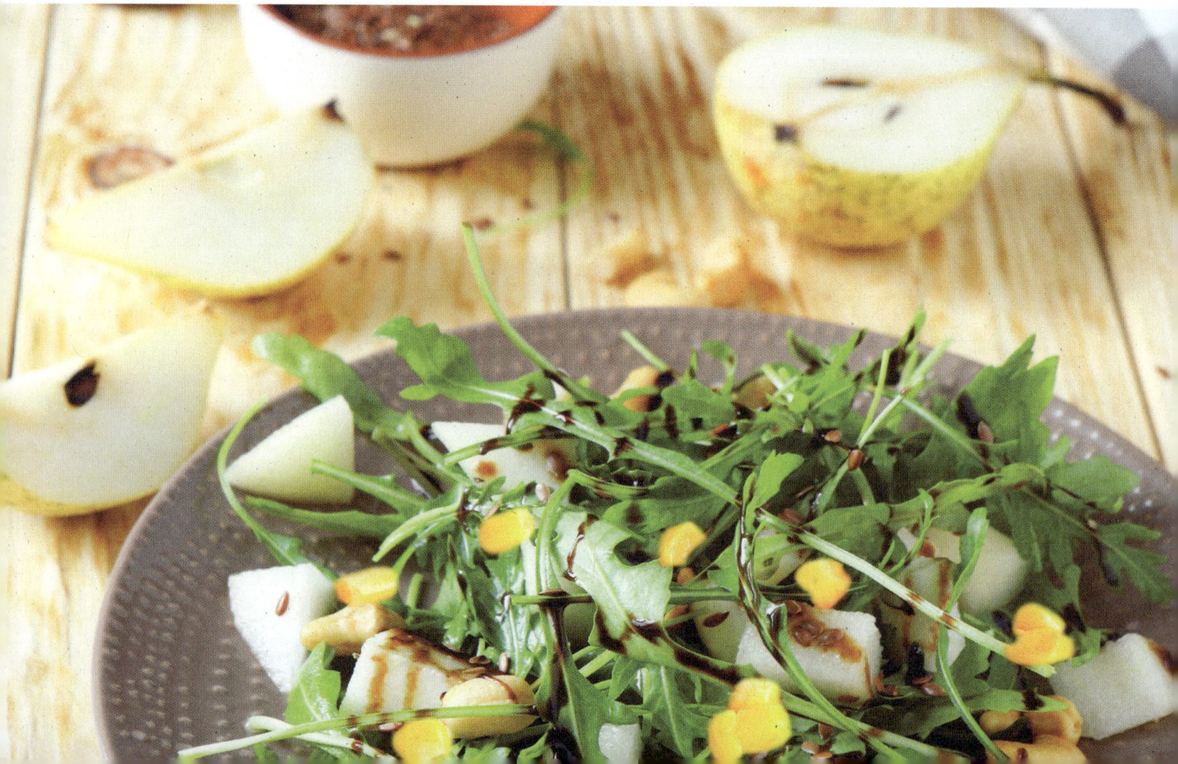

Pizza & Quiche

Pizzateig
für ein Blech

> 300 g Dinkelmehl Type 1050 + etwas Mehl zum Kneten
> 1 Prise Salz
> 8 EL Olivenöl (aufgeteilt in 4 + 2 + 1 + 1 EL)
> ½ Würfel frische Hefe oder 1 Päckchen
>   Trockenhefe
> Gemüse à la Saison (z. B. frische Tomaten, Paprika,
> Karottenraspel, Brokkoli, Spinat)
> Pfeffer aus der Mühle
> 250 ml passierte Tomaten
> 1 EL gemischte Kräuter (getrocknet oder TK)
> 80 g geriebener Käse

① Mehl, Salz und vier Esslöffel Olivenöl mischen.

② Frische Hefe in eine Schale bröseln, ⅛ Liter lauwarmes Wasser dazugeben und gut verrühren. Die Mischung zum Mehl geben. (Alternativ Trockenhefe direkt zum Mehl-Salz-Gemisch geben, Öl unterrühren und Wasser angießen.)

③ Von Hand oder mit dem Knethaken des Handrührgeräts zu einem elastischen Teig kneten. Sollte er zu fest sein, noch etwas Wasser zugeben. Teig in eine Schüssel füllen, abdecken und an einem warmen Ort circa 45 Minuten gehen lassen. Der Teig sollte sich anschließend verdoppelt haben.

④ In der Zwischenzeit für den Belag Gemüse putzen, waschen, klein schneiden und in zwei Esslöffel Öl andünsten. Mit Pfeffer und Salz abschmecken.

⑤ Backofen auf 220 °C Ober- und Unterhitze (Umluft 200 °C, Gas Stufe 3) vorheizen. Backblech mit einem Esslöffel Öl einfetten.

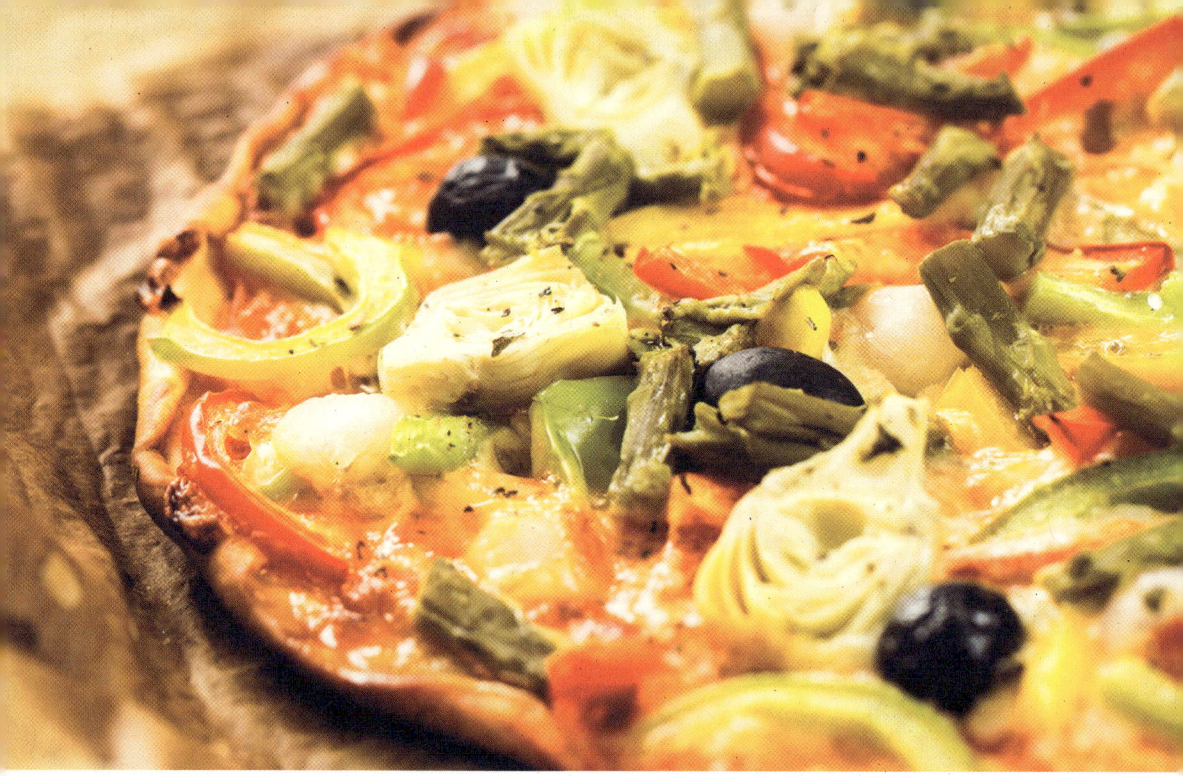

⑥ Teig auf der bemehlten Arbeitsfläche kräftig durchkneten und in der Größe des Blechs oder zu einem großen runden Boden ausrollen. Vorsichtig aufs Backblech heben und festdrücken.

⑦ Passierte Tomaten mit einem Esslöffel Olivenöl und Kräutern verrühren, mit Pfeffer und Salz abschmecken und auf den Teig streichen. Gemüse darauf verteilen und alles mit Käse bestreuen.

⑧ In den Backofen schieben und circa 20 Minuten backen.

Tipp Der Teig eignet sich für Pizza aller Art. Ob vegetarisch oder mit Schinken bzw. Fisch, alles ist möglich! Statt der klassischen Tomatensauce lässt sich als Untergrund für den Belag auch ein grünes Pesto verwenden.

Quiche à la Saison

250 g Weizenmehl Type 1050
Salz
125 g kalte Butter
4 Eier Größe M (aufgeteilt in 1 + 3 Eier)
3 Karotten oder anderes Gemüse der Saison (circa 400 g)
150 g kräftiger Käse (Bergkäse, Gruyère)
1 kleines Bund Schnittlauch
175 ml Sahne
Pfeffer

① Aus Mehl, ½ Teelöffel Salz, Butter und einem Ei einen Mürbeteig kneten. In eine Dose legen und bei geschlossenem Deckel etwa eine halbe Stunde lang im Kühlschrank ruhen lassen.

② Inzwischen Karotten oder anderes Gemüse waschen. Mit einer Rohkostreibe grob raspeln oder klein schneiden. Käse reiben. Schnittlauch waschen und in feine Röllchen schneiden.

③ Restliche 3 Eier verquirlen, Sahne zugießen und unterrühren. Dann Karotten oder anderes Gemüse, Käse und Schnittlauch (bis auf einen kleinen Rest) unterheben. Mit Salz und Pfeffer abschmecken.

④ Backofen auf 220 °C Ober- und Unterhitze (Umluft 200 °C, Gas Stufe 3) vorheizen.

⑤ Teig auf der bemehlten Arbeitsfläche in Größe einer Spring- oder Quicheform ausrollen. In die Form legen, überstehende Ränder abschneiden. Aus den Teigresten einen Rand formen. Mit einer Gabel den Teig mehrmals einstechen, damit der Teig beim Backen keine Blasen wirft.

⑥ Vorsichtig die Eier-Gemüse-Mischung einfüllen. Form in den Ofen schieben. Quiche circa 45 Minuten backen. Eventuell nach 25 Minuten abdecken, damit sie an der Oberfläche nicht zu braun wird.

⑦ Quiche aus dem Ofen nehmen, in der Form etwas auskühlen lassen. Vor dem Servieren mit dem restlichen Schnittlauch bestreuen.

Tipp Die Quiche lässt sich auch prima mit anderen Getreidesorten backen, z. B. Dinkel, Emmer und Einkorn.

Wer gleich zwei Quiches bäckt, kann eine einfrieren und bei Bedarf auftauen.

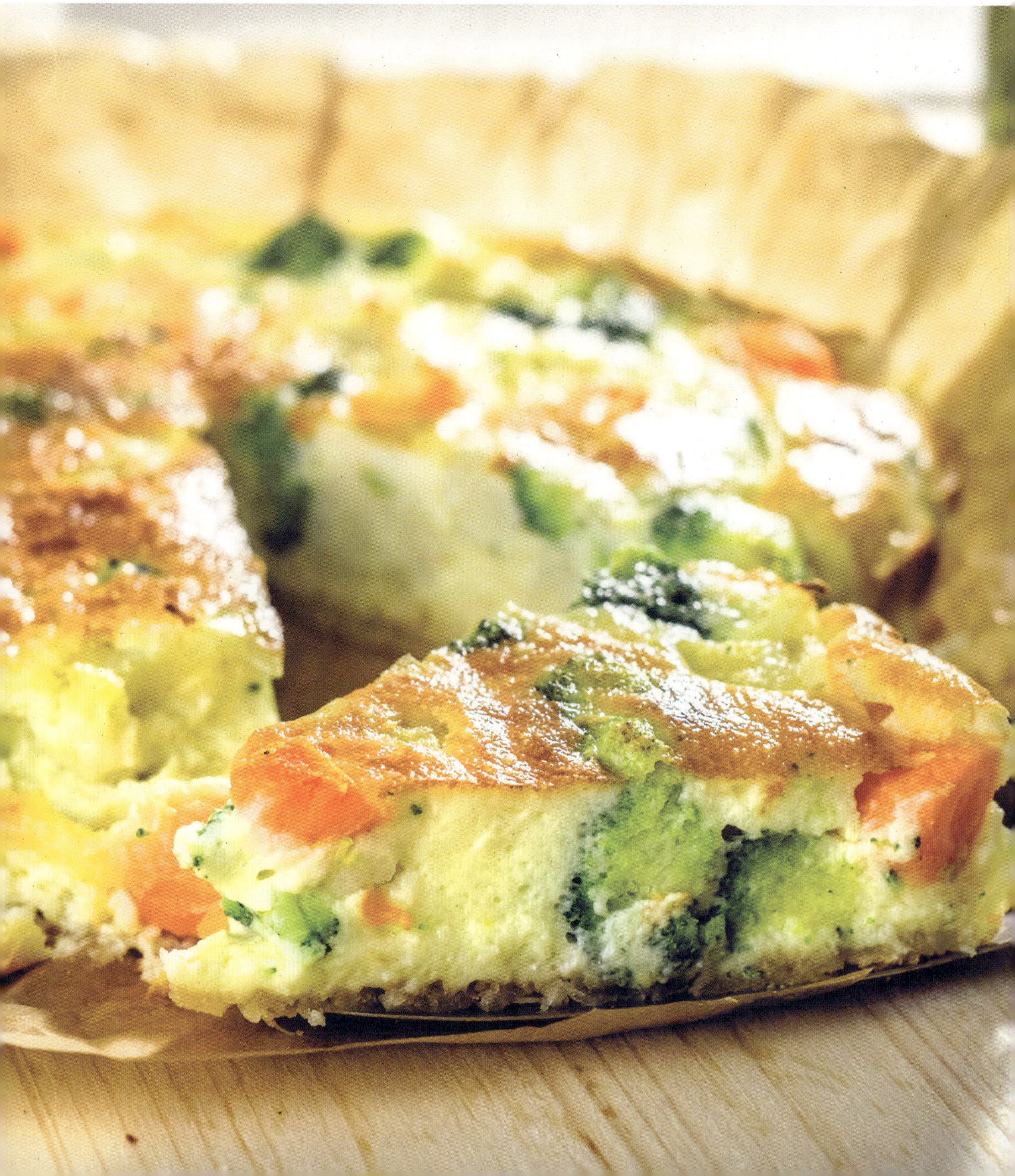

Salatdressings

Sauce Sylter Art

1 frisches Eigelb (Größe M)
1 TL mittelscharfer Senf
1 TL Kräuteressig
1 TL Zitronensaft
125 ml Rapsöl
2 EL Joghurt oder veganen Sojajoghurt
1 kleine Zwiebel
1 TL Rohrohrzucker
Salz, Pfeffer

① Eigelb, Senf, Essig und Zitronensaft mit dem Pürierstab verrühren. Öl tröpfchenweise dazugeben und gut vermengen, bis eine homogene Masse entstanden ist. Dann Joghurt unterrühren.

② Zwiebel pellen und sehr fein hacken, zur Salatsauce geben. Alles mit Zucker, Salz und Pfeffer abschmecken und etwas durchziehen lassen.

 Tipp

Die Sauce passt zu grünem Salat, Chicorée und Rote-Bete-Salat.
In einem Schraubglas hält sie sich gekühlt circa 1 Woche.

Apfeldressing

2 TL Sesamsamen
4 EL Olivenöl
4 EL Apfelessig
4 EL Apfelsaft
2 TL milder Senf
½ Bund Schnittlauch
1 Prise Zucker
Salz, Pfeffer

① Sesam in der Pfanne ohne Fett anrösten. Abkühlen lassen.

② In der Zwischenzeit Öl mit Essig, Apfelsaft und Senf gut verrühren.

③ Schnittlauch waschen, schneiden und in die Sauce geben. Alles mit Zucker, Salz und Pfeffer abschmecken. Den Sesam unterheben.

 Tipp Die Sauce gleich in zwei- oder dreifacher Menge herstellen. Im Kühlschrank hält sie sich circa 1 Woche.

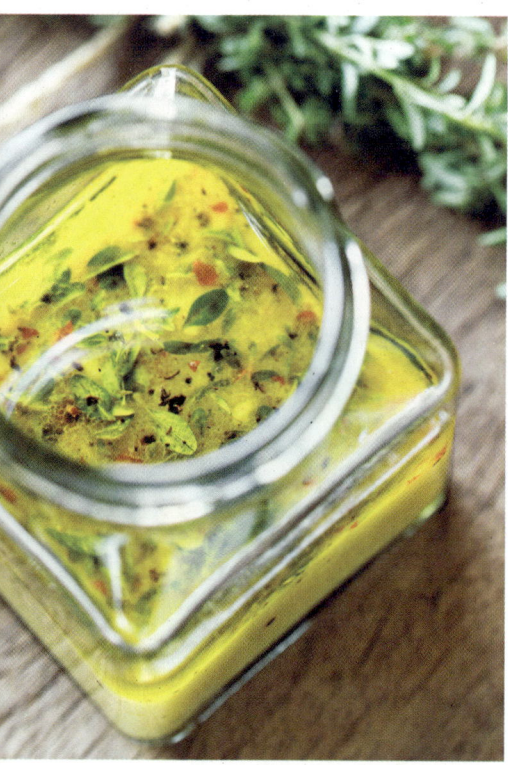

Kräutervinaigrette

1 Stück frischer Ingwer
4 EL Olivenöl
4 EL weißer Balsamico
    (Condimento bianco)
1 TL körniger Senf
1 Bund gemischte Kräuter
½ TL Rohrohrzucker
etwas Paprikapulver
Salz, Pfeffer

① Ingwer schälen und fein würfeln.

② Öl, Essig und Senf gut verrühren, Ingwer zugeben.

③ Kräuter waschen, trocken schütteln und mit dem Wiegemesser fein schneiden.

④ In die Sauce geben und alles mit Zucker, Paprikapulver, Salz und Pfeffer abschmecken. Das Dressing mindestens 1 Stunde lang ziehen lassen.

 Tipp Die Vinaigrette hält sich verschlossen und gekühlt mindestens 1 Woche.

Grillmarinaden & -saucen

Rote Marinade

    1 Zwiebel
    1 Stück Ingwer
    1–2 frische Chilischoten
    6 EL Sesamöl
    6 EL Weißwein oder Traubensaft
    Saft von 1 Orange
    1 TL Agavendicksaft
    Paprikapulver
    schwarzer Pfeffer aus der Mühle
    Salz

1 Zwiebel und Ingwer schälen und fein hacken. Chili gut zerkleinern. Alles mit Öl, Weißwein oder Saft, Orangensaft und Agavendicksaft zu einer Paste vermischen. Mit Paprika und schwarzem Pfeffer abschmecken.

2 Das Grillgut (z. B. Fleisch, Fisch, Geflügel) in die Marinade einlegen. Am besten über Nacht ziehen lassen. Die Marinade abtupfen. Erst dann salzen, da Salz dem Fleisch oder Fisch Wasser entzieht.

Im Sommer, wenn öfter gegrillt werden soll, Marinade gleich in doppelter oder dreifacher Menge herstellen und in einem Schraubglas im Kühlschrank aufbewahren. Dort hält sie sich mindestens 1 Woche. Vor dem Gebrauch gut schütteln, da sich die Zutaten mit der Zeit absetzen.

Grüne Marinade

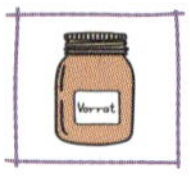

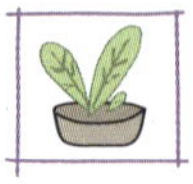

2 Zweige Basilikum
1 Zweig glatte Petersilie
1 Zwiebel
5 EL Olivenöl
5 EL Weißwein oder Wasser
2 EL Zitronensaft
1 TL Rohrohrzucker
1 TL Fenchelsamen
1 TL gemahlener schwarzer Pfeffer
10 grüne Oliven ohne Stein
Salz

① Kräuter waschen und Blättchen von den Stängeln zupfen. Zwiebel pellen und in Achtel schneiden. Mit den übrigen Zutaten in einen Standmixer geben und zerkleinern. Die Marinade lässt sich auch mit dem Pürierstab herstellen.

② Das Grillgut mit der Marinade einpinseln und am besten über Nacht an einem kühlen Ort ziehen lassen. Anschließend abtupfen und ein wenig salzen. Die Marinade lässt sich auch auf Vorrat herstellen. Im Kühlschrank hält sie sich verschlossen etwa 1 Woche.

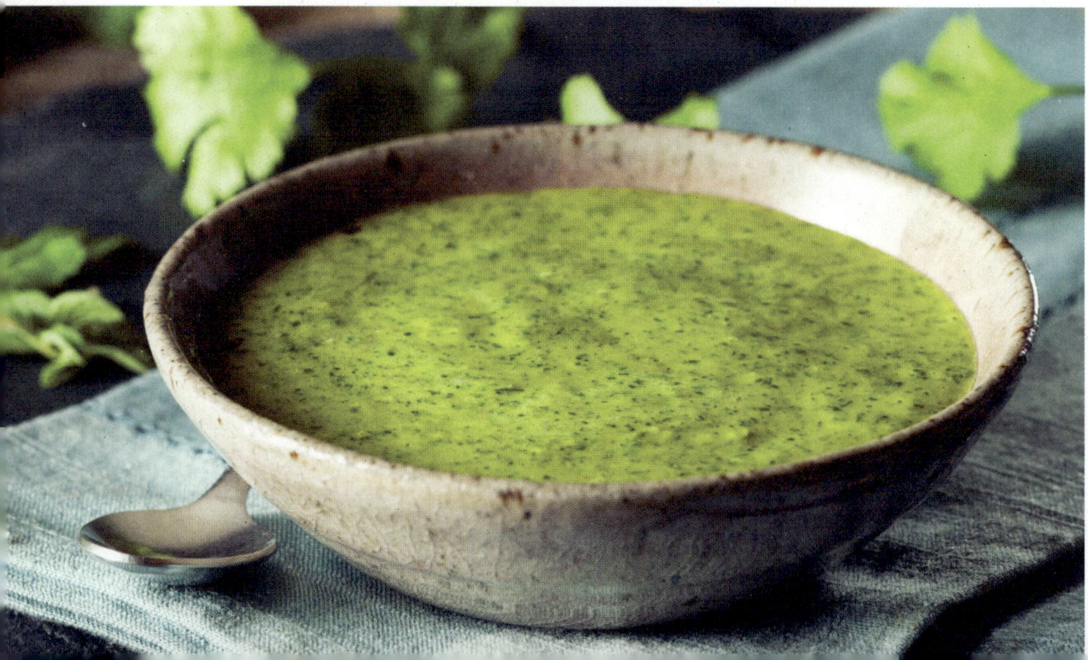

Milde Grillsauce mit viel Gemüse

1 rote Paprikaschote
1 gelbe Paprikaschote
2 Fleischtomaten
1 kleine Zwiebel
1 Knoblauchzehe
4 EL Olivenöl
Salz, Pfeffer
1 Spritzer Tabasco

① Gemüse waschen. Paprikas halbieren und die Kerne entfernen. In Stücke schneiden.

② Tomaten würfeln. Zwiebel und Knoblauch pellen und grob würfeln.

③ Alles mit Olivenöl nicht zu fein pürieren oder in einen Standmixer geben und grob zerkleinern. Mit Salz, Pfeffer und Tabasco abschmecken.

 Tipp

Diese Sauce passt gut zu gegrilltem Fisch, Gemüse und veganen Grillwürstchen.

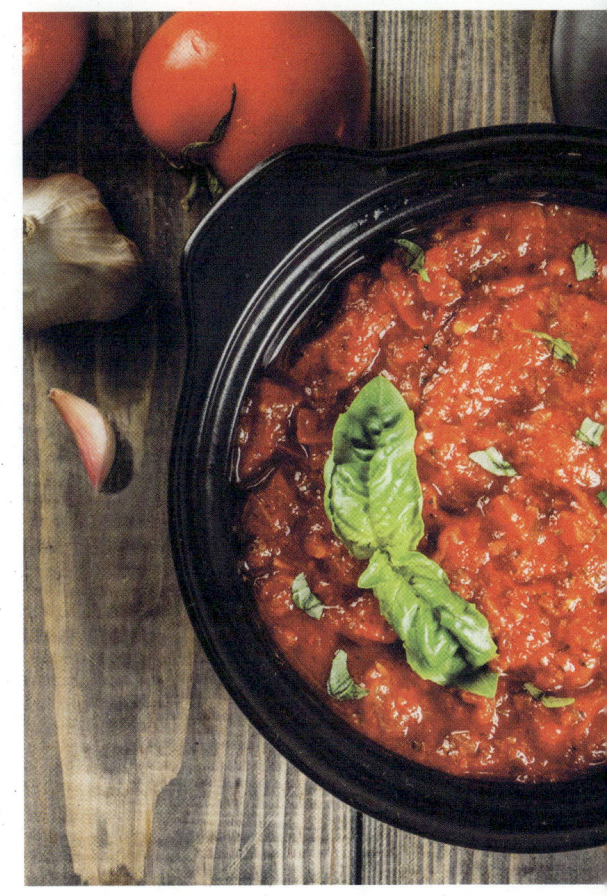

Kräftige BBQ-Sauce

3 Schalotten
1 EL Sonnenblumenöl
75 g Speckwürfel oder geräucherter Tofu
1 TL Rohrohrzucker
1 EL Balsamico- oder Apfelessig
250 ml passierte Tomaten
2 EL Tomatenmark
2 TL scharfer Senf
Paprikapulver
Selleriepulver
1–2 EL Worcestersauce
Salz

① Schalotten schälen und fein würfeln.

② Öl erhitzen und den Speck oder Tofu knusprig ausbraten. Zwiebeln zugeben und glasig dünsten. Zucker darüberstreuen und alles karamellisieren lassen. Wenn sich die Sauce braun färbt, Essig und Tomaten darunterrühren. Alles kurz aufkochen. Dann mit Senf und Gewürzen abschmecken. Sparsam salzen.

③ Zum Schluss mit dem Pürierstab zerkleinern oder in den Standmixer geben.

 Diese Sauce ist lecker zu Grillgemüse und mildem, nicht eingelegtem Fleisch.

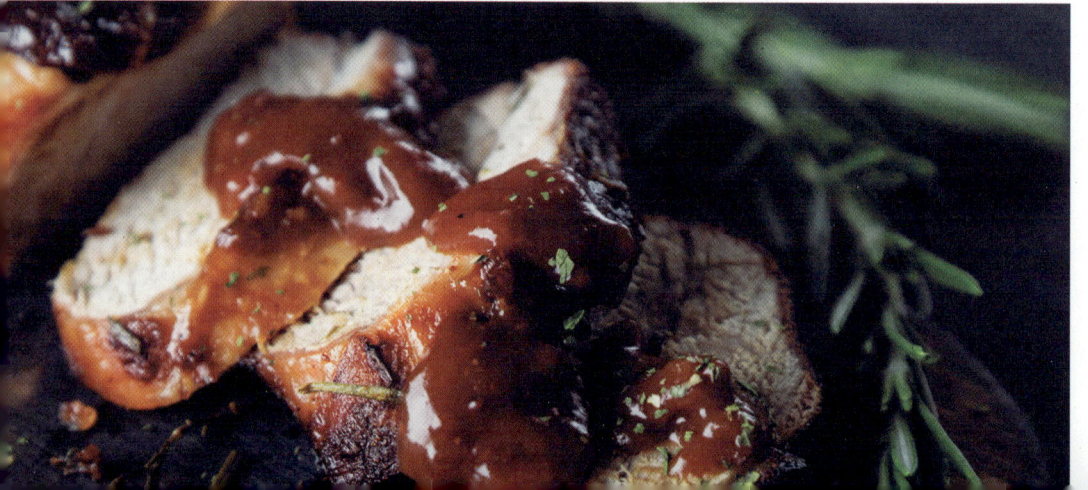

Klassiker selbst gemacht

Fischstäbchen

600 g Pangasiusfilet oder Seelachsfilet (mit MSC-Siegel)
Salz
100 g Cornflakes oder Semmelbrösel
4 EL Weizenmehl Type 1050
2 Eier
6–8 EL Olivenöl

① Fisch abspülen und trocken tupfen. Wenn nötig, Gräten mit einer Pinzette entfernen. Dann rundherum leicht salzen. Filets in zwei Zentimeter breite Streifen schneiden.

② Cornflakes in einen Beutel geben, verschließen und mit einem Nudelholz fein zerbröseln.

③ Mehl, verquirlte Eier und Cornflakes oder Semmelbrösel einzeln auf flache Teller verteilen. Filet von beiden Seiten erst in Mehl, dann in Ei und anschließend in Flakes oder Semmelbröseln wenden.

④ Öl erhitzen, Fischstreifen portionsweise von beiden Seiten knusprig braten.

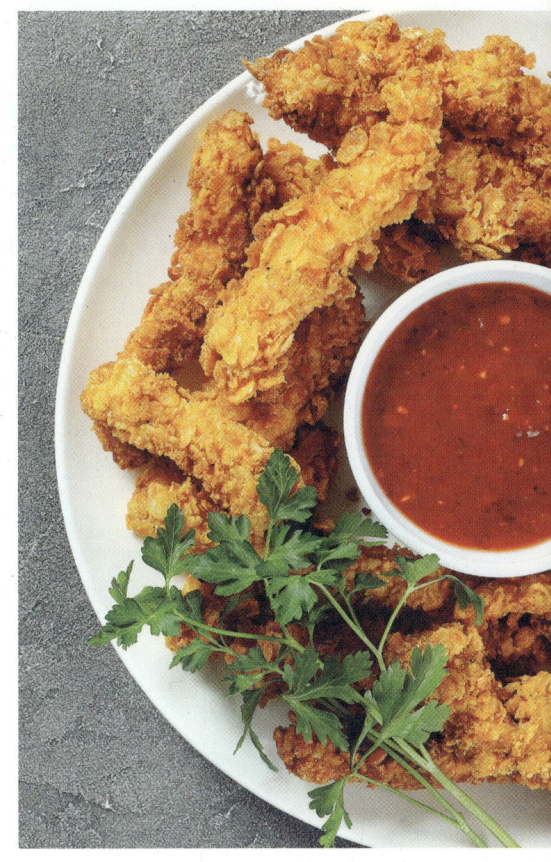

Burger mit Vollkornbrötchen

300 g Hackfleisch vom Rind
1 Ei
1 EL Semmelbrösel
Pfeffer
circa ½ TL Salz
4 EL Öl
4 weiche Vollkornbrötchen
4 EL Ketchup (ohne Dickungsmittel und Aromen)
4 Salatblätter
2 Tomaten
8 Scheiben Gurke

① Hackfleisch, Ei, Semmelbrösel, Pfeffer und Salz gründlich in einer Schüssel verkneten.

② Daraus mit feuchten Händen vier flache Burgerpatties formen. Öl erhitzen und die Patties von beiden Seiten gut durchbraten. Zur Seite stellen.

③ Brötchen eventuell aufbacken, aufschneiden und jede Hälfte mit Ketchup bestreichen. Salat, Tomaten und Gurke waschen und gut trocken tupfen. Tomaten und Gurke in Scheiben schneiden.

④ Je ein Salatblatt auf die Unterhälften der Brötchen legen, je einen gebratenen Burgerpattie darauf platzieren und jeweils mit Tomaten- und Gurkenscheiben abdecken. Die Oberhälfte daraufsetzen.

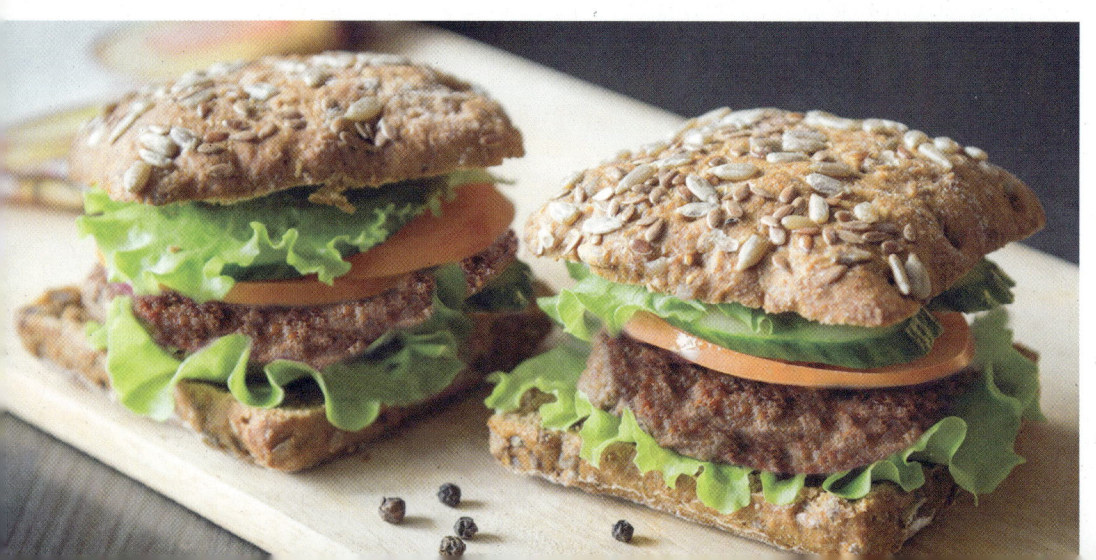

Curryketchup

für 2 Flaschen à 200 ml

1 kg sehr reife Tomaten
200 g kleine rote Zwiebeln
50 g Pastinake
2 rote Paprikaschoten
125 g brauner Zucker
1 TL Salz
1 TL Currypulver
schwarzer Pfeffer aus der Mühle
125 ml Apfelessig

 Tomaten waschen, halbieren, den Stielansatz herausschneiden und Tomaten grob würfeln. Zwiebeln pellen und halbieren. Pastinake schälen und in Stücke schneiden. Paprikaschoten waschen und würfeln.

② Gemüse in einen Topf geben. Zucker, Salz, Gewürze und Essig hinzufügen. Aufkochen und etwa 15 Minuten zugedeckt köcheln lassen.

③ Das Gemüse mit einer Passiermühle (»Flotte Lotte«) passieren oder pürieren. Gemüsemasse erneut zum Kochen bringen. Bei offenem Deckel etwa 40 Minuten einkochen lassen, bis die Masse leicht dickflüssig ist.

Tipp

Das Ketchup ist eher dünn und fließt zügig aus der Flasche, darum eher nicht in Twist-off-Flaschen füllen, sondern besser in Gläser.

Will man das Ketchup verdicken, kann man ½ TL Agar-Agar in etwas kaltem Wasser auflösen, zum Ketchup geben und alles 2 Minuten kochen lassen. Sofort in saubere Twist-off-Flaschen füllen und verschließen. Die Masse bindet erst beim Abkühlen.

Für Tomatenketchup das Curry weglassen.

Statt mit Paprika gelingt das Ketchup auch mit Saisongemüse wie Zucchini, Schmorgurken oder Kürbis. Tomaten sollten aber immer dabei sein. Ihre Säure ermöglicht zusammen mit dem Essig eine Haltbarkeit von etwa sechs Monaten, wenn der Ketchup gekühlt wird.

Basilikumpesto

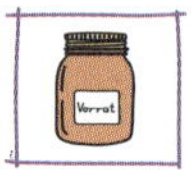

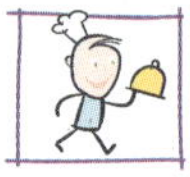

2 Zweige Basilikum
60 g Parmesankäse oder Pinienkerne
8 EL Olivenöl
eventuell Salz

(1) Basilikum mit Wasser abspülen und trocken schütteln. Dann die Blättchen von den Zweigen zupfen.

(2) Parmesan in Würfel schneiden und in einen hohen Rührbecher geben. Basilikumblätter, zwei Esslöffel Olivenöl und Parmesan oder Pinienkerne zufügen. Alles mit dem Pürierstab zerkleinern, dann nach und nach das übrige Öl zufügen. Es soll eine eher dicke Creme entstehen. Ggf. weiteres Öl hinzufügen, wenn die Masse sehr dick ist.

(3) Werden Pinienkerne verwendet, etwas Salz hinzugeben. Mit Käse ist dies meist nicht nötig, da Parmesan schon recht salzig ist.

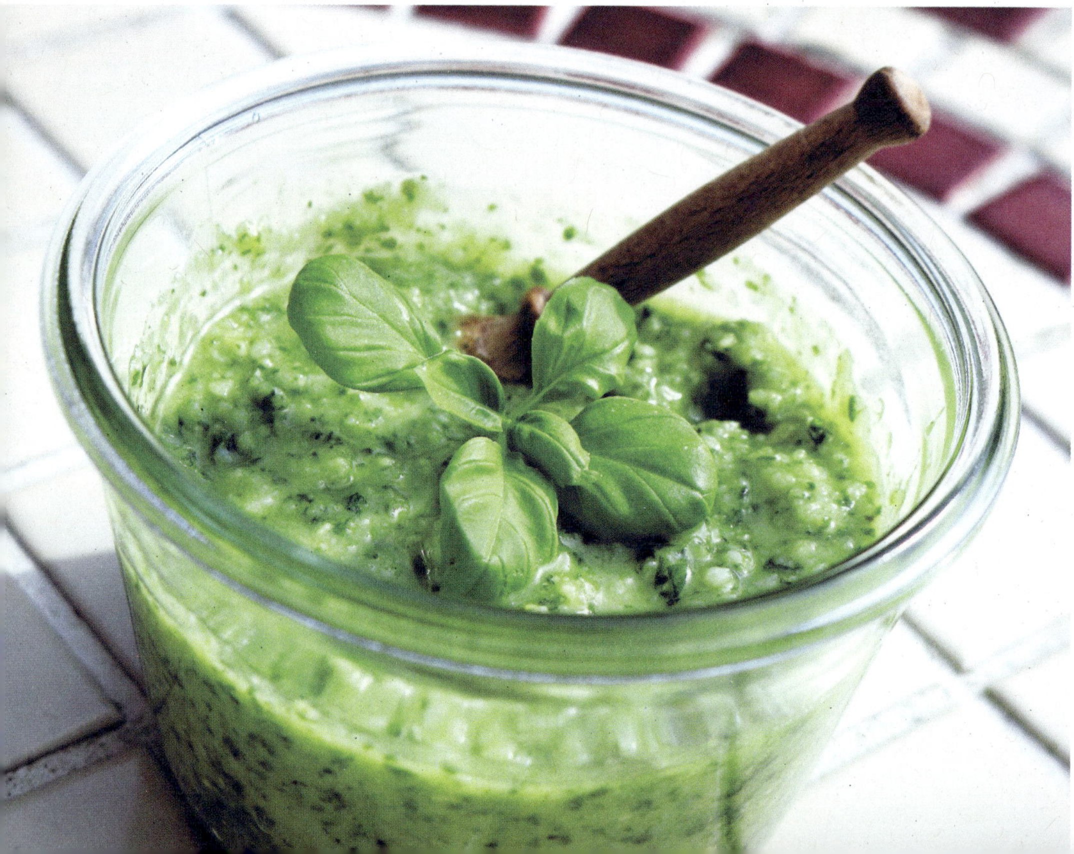

Brotaufstriche & -belag

Konfitüre

> 1 Kilo Obst nach Saison (z. B. Erdbeeren,
> Himbeeren, Johannisbeeren, Kirschen)
> · 1 Kilo Gelierzucker (oder 1 : 2 Gelierzucker)
> ACHTUNG: Der Gelierzucker sollte ohne
> Konservierungsstoffe sein, also ohne Sorbinsäure.

① Obst waschen und in einem Sieb abtropfen lassen.

② In einen großen, weiten Kochtopf geben und mit dem Gelierzucker verrühren. Circa 10 Minuten ziehen lassen, bis der Saft ausgetreten ist.

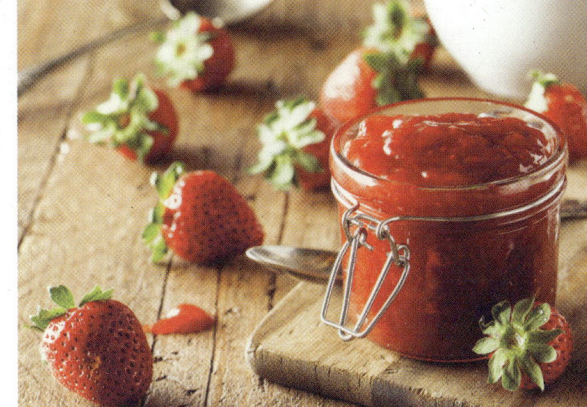

③ In der Zwischenzeit die Gläser vorbereiten, also heiß ausspülen und abtrocknen.

④ Das Obst mit dem Zucker unter Rühren zum Kochen bringen. Circa 5 Minuten sprudelnd kochen lassen. Aufpassen, dass nichts überkocht. Wenn die Masse zu gelieren beginnt, Herd ausstellen. Dann das Obst pürieren.

⑤ Konfitüre sofort in die vorbereiteten Gläser füllen. Fest mit dem Twist-off-Deckel verschließen. In den nächsten 10 Minuten bildet sich ein Vakuum, weshalb die Deckel knacken.

Die Gläser nicht auf den Kopf stellen, da sich Weichmacher aus dem Deckelinneren lösen können.
Deckel mit blauem Innenring (Blue Seal) sind hingegen weichmacherfrei und können gewendet werden. Ein Vakuum bildet sich bei beiden Methoden.

Nuss-Nougat-Creme

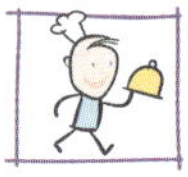

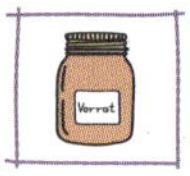

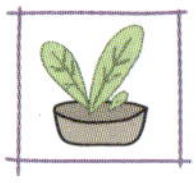

400 g gemahlene Haselnüsse
5 EL neutrales Kokosfett
4 EL ungesüßter Kakao
gemahlene Vanille
1 Prise Salz
Süße nach Geschmack (z. B. Kokosblütenzucker)

(1) Haselnüsse ohne Fett in der Pfanne rösten, bis sie zu duften beginnen. Abkühlen lassen.

(2) Kokosfett schmelzen. Nüsse, Kakao, Vanille, Salz und Süßungsmittel zugeben und grob mischen. Anschließend die Masse mit einem Mixer oder in der Küchenmaschine gut verrühren, bis die Masse cremig ist.

(3) Abschmecken und eventuell mit etwas Süßungsmittel nachsüßen.

 Ganz so wie der Klassiker unter den Nuss-Nougat-Cremes schmeckt diese Nusscreme zwar nicht. Dafür ist sie schön nussig, ohne weißen Zucker und enthält null Zusatzstoffe.

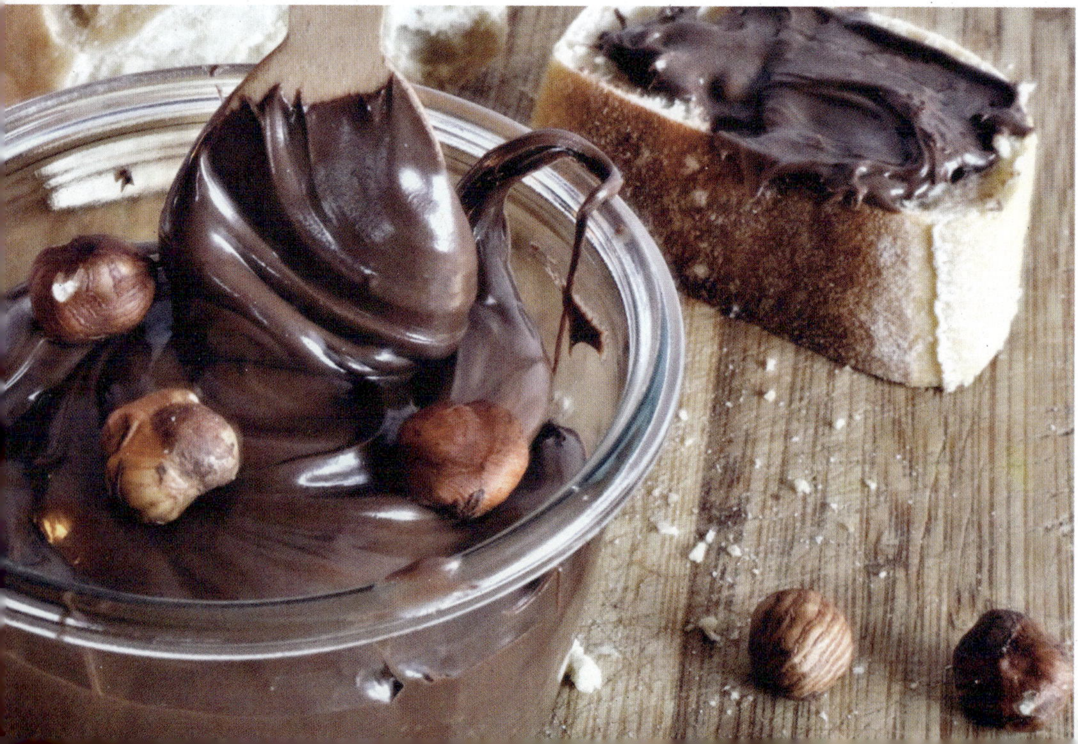

Rote Cashewcreme

100 g Cashewnussbruch
2 Stück Rote Bete
Saft von 1 Zitrone
1 TL Curry (mittelscharf)
Salz
Zucker zum Abschmecken

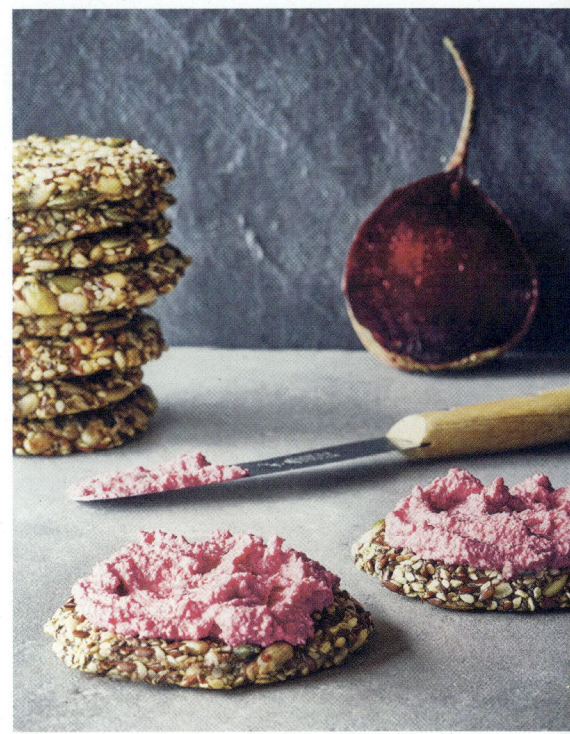

① Cashewnüsse über Nacht in Wasser einweichen. Rote Bete in der Schale kochen und abkühlen lassen.

② Am nächsten Tag Nüsse in ein Sieb geben, die Flüssigkeit auffangen. Rote Bete schälen und würfeln.

③ Cashewnüsse und Rote Bete in einen hohen Rührbecher geben. Zitronensaft und Curry zugeben. Alles mit einem Pürierstab zerkleinern, sodass eine cremige Masse entsteht. Mit Salz und eventuell etwas Zucker abschmecken. Sollte die Masse zu fest sein, etwas Cashewwasser dazugeben.

 Tipp

Der Aufstrich kann auch mit anderem Gemüse, z. B. gekochten Karotten, Kürbis, Mais, Brokkoli oder Pastinaken, zubereitet werden.

Kichererbsen-Sesamaufstrich (Hummus)

1 Glas Kichererbsen (circa 360 g)
80 g Sesampaste Tahin
Saft von 1 Zitrone
½ TL gemahlener Kreuzkümmel
½ TL Salz
Petersilie zum Garnieren

① Kichererbsen abgießen, dabei die Flüssigkeit auffangen.

② Kichererbsen mit Tahin, Zitronensaft und Gewürzen in einer Schüssel mischen. Anschließend mit dem Pürierstab zerkleinern. Dabei nach und nach die Flüssigkeit der Kichererbsen zugeben, bis die Masse cremig ist. Sie sollte nicht zu dick sein und sich eher schwer vom Löffel lösen.

③ Petersilie waschen, trocken schütteln und hacken. Vor dem Servieren über den Hummus geben.

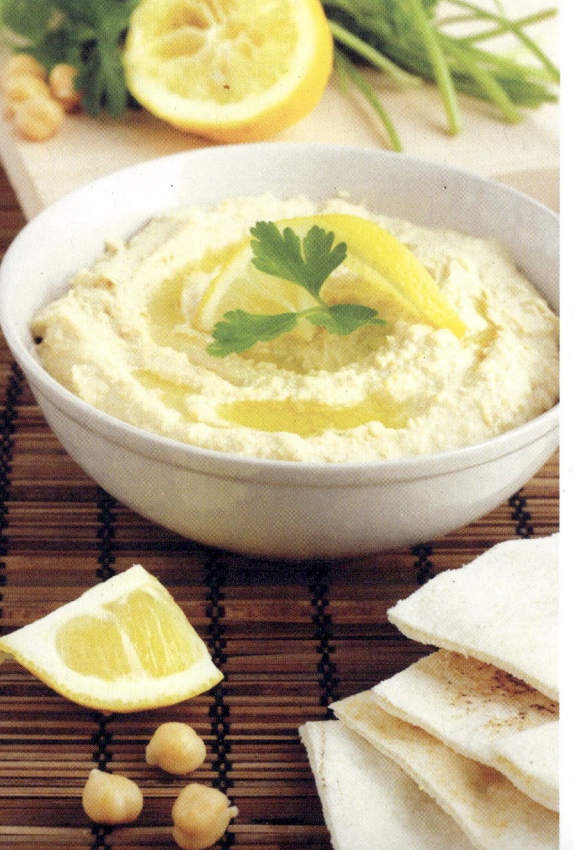

 Tipp

Gleich die doppelte Menge zubereiten und auf zwei Gläser verteilen. Die Paste hält sich in einem verschlossenen Glas etwa 1 Woche im Kühlschrank.
Aufstrich stets mit einem sauberen Messer oder Löffel entnehmen, damit er nicht schimmelt.

Veganer Cashewkäse

400 g Cashewnüsse oder -bruch

100 ml Brottrunk (Reformhaus, Bio-Laden)

2 EL Zitronensaft

2 EL Olivenöl

2 EL Leinöl

1 TL Salz

getrocknete Kräuter nach Belieben
   (z. B. Basilikum, Thymian,
   Schnittlauch)

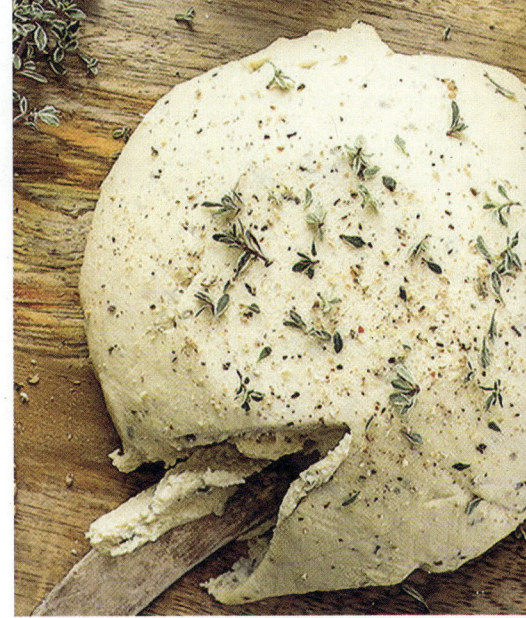

① Cashewnüsse 4 bis 6 Stunden in Wasser einweichen. Dann durch ein Sieb gießen und abtropfen lassen.

② Nüsse in eine Schüssel geben und mit Brottrunk übergießen. Mit dem Pürierstab oder Mixer zu einer feinen Masse pürieren.

③ Anschließend Zitronensaft, Öle, Salz und Kräuter zufügen und alles noch einmal gut verrühren.

④ Den Cashewmix in zwei mittelgroße Käseformen, Gefrierdosen oder saubere, ausgewaschene Joghurtbecher füllen und mit einem Tuch abdecken. Bei Zimmertemperatur etwa drei Tage stehen (fermentieren) lassen. Die austretende Flüssigkeit abgießen.

⑤ Zwischendurch den Käse immer wieder probieren. Je länger er fermentiert, umso intensiver wird der Geschmack.

Getränke

Zitronenlimo ohne Zuckerzusatz

4 Beutel Tee (Zitronenverbene oder Zitronengras)
2 Zitronen
2 Stiele Zitronenmelisse
250 ml Birnendirektsaft
1 Liter Mineralwasser
4 Eiswürfel

(1) 1 Liter Wasser aufkochen, in eine Kanne geben und Teebeutel hinein-hängen. Circa 15 Minuten ziehen lassen.

(2) Zitronen auspressen und den Saft zum Tee geben. Die gewaschene Zitronenmelisse in den Topf hängen und alles circa 30 Minuten ziehen lassen. Zitronenmelisse und Teebeutel entfernen.

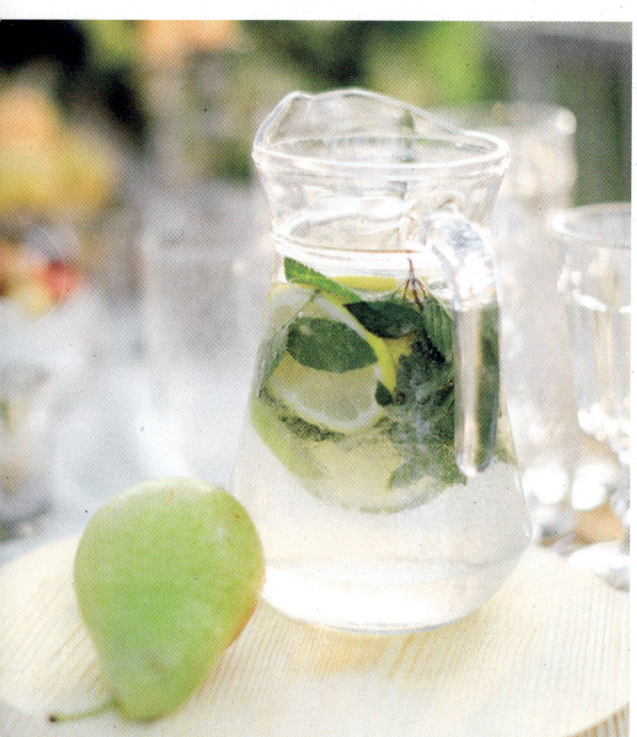

(3) Zitronentee in einen großen Krug geben und mit Birnensaft und Mineralwasser auffüllen. Die Eiswürfel dazugeben.

 Tipp

Die Limo lässt sich auch mit Früchtetee zubereiten. Statt der Zitronenmelisse dann einfach Pfefferminzblätter verwenden.

Eistee mit Ingwer

4 EL Rooibostee (natur, lose)
1 großes Stück Ingwer
2 Limetten
eventuell 2 TL Agavendicksaft
4 Eiswürfel

(1) Rooibostee in eine große Kanne geben. Ingwer schälen, grob würfeln und
dazugeben. Mit zwei Liter kochendem
Wasser übergießen. Alles circa 30 Minuten ziehen lassen.

(2) Tee durchsieben. Limetten waschen
und schälen. Limettenschale in den abge-
kühlten Tee geben. Saft auspressen und
ebenfalls zum Tee geben. Nach Gusto
leicht süßen. Abkühlen lassen.

(3) Eiswürfel in eine Kanne geben und
mit dem Tee auffüllen.

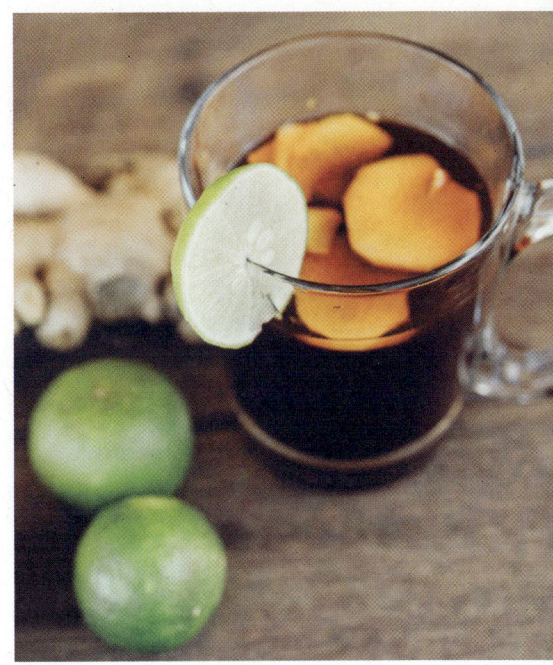

Fermentiertes

Karotten mit Ingwer

350 g Karotten
etwa 4 cm Ingwer
etwa 2 EL Meersalz

(1) Karotten und Ingwer waschen, mit der Schale auf einer scharfen Küchenreibe raspeln.

(2) Salz mit 500 ml Wasser gründlich verrühren, bis es sich komplett aufgelöst hat.

(3) Gemüse in ein Gefäß geben, mit der Lake übergießen und etwa 3 Stunden stehen lassen.

(4) Gemüse aus der Salzlake nehmen, etwas abtropfen lassen, die übrige Lake dabei aufheben. Ein großes Glas mit Bügelverschluss etwa zu zwei Dritteln mit dem Gemüse befüllen, den Mix kräftig ins Glas pressen, bis Lake austritt und das Gemüse vollständig bedeckt ist. Sollte die ausgetretene Flüssigkeit nicht ausreichen, mit der restlichen Lake auffüllen. Wichtig ist, dass das Gemüse voll bedeckt ist.

(5) Glas verschließen und bei Zimmertemperatur stehen lassen.

(6) In den nächsten Tagen sollten kleine Bläschen im Glas hochsteigen, die zeigen, dass die Fermentation in Gang gekommen ist. WICHTIG: Glas täglich kurz öffnen und die Gase entweichen lassen. Nach etwa 1 Woche ist das Gärgemüse fertig.

(7) Zur Aufbewahrung in den Kühlschrank stellen.

 Fermentieren lässt es sich auch mit vielen anderen Gemüsen, z.B. Rote Bete, Fenchel, Spitz-, Rot- und Chinakohl, Zucchini, Paprika und Brokkoli.

Tomaten mit Knoblauch und Basilikum

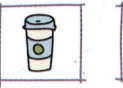 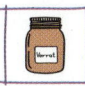

etwa 2 EL Meersalz
2 Zweige Basilikum
2 Knoblauchzehen
4 Frühlingszwiebeln
etwa 500 g reife Kirschtomaten

① Salz in 1 Liter Wasser auflösen.

② Basilikumblätter von den Stängeln zupfen. Knoblauchzehen schälen, Frühlingszwiebeln waschen und in kleine Stücke schneiden.

③ Tomaten mit einem Zahnstocher mehrfach einstechen. Dann mit Frühlingszwiebeln, Knoblauch und Basilikum in ein Glas mit Bügelverschluss schichten.

④ Salzlake darübergießen, sodass das Gemüse komplett bedeckt ist, und das Glas verschließen. Etwa eine Woche lang fermentieren lassen. Deckel ab und zu öffnen, damit die Gärgase entweichen können.

⑤ Das Gemüse ist fertig, wenn die Tomaten beim Abschmecken ein wenig bizzeln.

⑥ Zur Aufbewahrung Glas in den Kühlschrank stellen.

Info

Die Tomaten werden durch die Fermentation sehr weich. Im Mund zerfallen sie fast. Sie schmecken intensiv nach Knoblauch und Basilikum und haben durch die Frühlingszwiebeln eine leichte Schärfe.

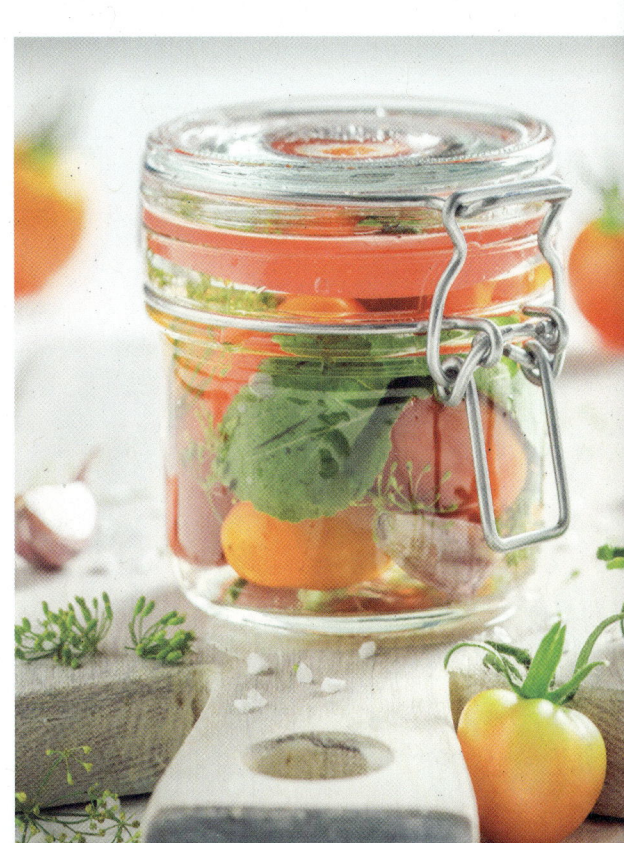

Wichtige Zusatzstoffe

○ sind problematisch oder ihr Gesundheitsrisiko lässt sich nicht einschätzen

Farbstoffe

E 100 Kurkumin (Gelborange)
E 101 Riboflavin, Riboflavin-5-Phosphatnat-
rium (Grüngelb)
E 102 Tartrazin (Gelb) ○
E 104 Chinolingelb ○
E 110 Gelborange S ○
E 120 Echtes Karmin (Rot) ○
E 122 Azorubin (Rot) ○
E 123 Amaranth (Rot)
E 124 Cochenillerot (Ponceau 4R) ○
E 127 Erythrosin (Rosé)
E 129 Allurarot AC ○
E 131 Patentblau V ○
E 132 Indigotin I (Blau)
E 133 Brillantblau FCF
E 140 Chlorophylle und Chlorphylline (Grün)
E 141 Kupferhaltige Komplexe der Chloro-
phylle und kupferhaltige Komplexe der
Chlorophylline (Grün)
E 142 Grün S
E 150a–d verschiedene Formen von
Zuckercouleur (Braun) ○
E 151 Brillantschwarz BN ○
E 153 Pflanzenkohle/Aktivkohle (Schwarz)
E 155 Braun HT ○
E 160a Carotine, Beta-Carotin (Gelb)
E 160b Annatto, Bixin, Norbixin (Rosa, Orange)
E 160c Paprikaextrakt (Capsanthin, Capsoru-
bin) (Orange)
E 160d Lycopin (Orange) ○
E 160e Beta-apo-8'-Carotinal (Orange) ○
E 161b Lutein (Gelb)
E 161g Canthaxanthin (Orange) ○
E 162 Beetenrot, Betanin (Rot)
E 163 Anthocyane (Rot, Blau, Lila)
E 170 Calciumcarbonat (Weiß)
E 171 Titandioxid (Weiß)
E 172 Eisenoxide, Eisenhydroxide
(Gelb, Rot und Schwarz) ○
E 173 Aluminium (Grau-Silber) ○
E 174 Silber ○
E 175 Gold
E 180 Litholrubin BK (Rot) ○
E 579 Eisen-II-gluconat (Schwarz)
E 585 Eisen-II-lactat (Schwarz)

Konservierungsstoffe

E 200 Sorbinsäure
E 202 Kaliumsorbat
E 203 Calciumsorbat
E 210 Benzoesäure ○
E 211 Natriumbenzoat ○
E 212 Kaliumbenzoat ○
E 213 Calciumbenzoat ○
E 214 PHB-Ethylester ○
E 215 PHB-Ethylester-Natriumsalz ○
E 218 PHB-Methylester ○

E 219 PHB-Methylester-Natriumsalz ○
E 220 Schwefeldioxid ○
E 221 Natriumsulfit ○
E 222 Natriumhydrogensulfit ○
E 223 Natriummetabisulfit ○
E 224 Kaliummetabisulfit ○
E 226 Calciumdisulfit ○
E 227 Calciumbisulfit ○
E 228 Kaliumbisulfit ○
E 231 Orthophenylphenol ○
E 232 Natrium-Orthophenylphenol ○
E 234 Nisin
E 235 Natamycin ○
E 239 Hexamethylentetramin ○
E 242 Dimethyldicarbonat
E 243 Ethyllauroylarginat
E 249 Kaliumnitrit ○
E 250 Natriumnitrit ○
E 251 Natriumnitrat ○
E 252 Kaliumnitrat ○
E 260 Essigsäure
E 261 Kaliumacetat
E 262 Natriumacetat
E 263 Calciumacetat
E 270 Milchsäure
E 280 Propionsäure ○
E 281 Natriumpropionat ○
E 282 Calciumpropionat ○
E 283 Kaliumpropionat ○
E 284 Borsäure ○
E 285 Natriumtetraborat (Borax) ○
E 290 Kohlendioxid
E 296 Äpfelsäure
E 297 Fumarsäure
E 1105 Lysozym

Antioxidantien

E 300 Ascorbinsäure
E 301 Natriumascorbat
E 302 Calciumascorbat
E 304 Ascorbylpalmitat, Ascorbylstearat
E 306 Stark tocopherolhaltige Extrakte
E 307 Alpha-Tocopherol
E 308 Gamma-Tocopherol
E 309 Delta-Tocopherol
E 310 Propylgallat ○
E 311 Octylgallat ○
E 312 Dodecylgallat ○
E 315 Isoascorbinsäure
E 316 Natrium-Isoascorbat
E 319 Tertiäres Butylhydrochinon ○
E 320 Butylhydroxyanisol (BHA) ○
E 321 Butylhydroxytoluol (BHT) ○
E 385 Calcium-Dinatrium-Ethylen-
diamintetraacetat (Calcium-
Dinatrium-EDTA) ○
E 392 Carnosolsäure/Rosmarinextrakt
E 586 4-Hexylresorcin ○

Verdickungsmittel, Füllstoffe

E 400 Alginsäure
E 401 Natriumalginat
E 402 Kaliumalginat
E 403 Ammoniumalginat

E 404 Calciumalginat
E 405 Propylenglycolalginat
E 406 Agar-Agar
E 407 Carragen ○
E 407a Verarbeitete Euchema-Algen
E 410 Johannisbrotkernmehl
E 412 Guarkernmehl
E 413 Traganth
E 414 Gummi arabicum
E 415 Xanthan ○
E 416 Karayagummi
E 417 Taragummi
E 418 Gellan
E 425 Konjakgumm, Konjak-Gluco-
mannan
E 426 Sojabohnen-Polyose
E 427 Cassia
E 440 Pektine
E 460 Cellulose
E 461 – E 469 Methylcellulose und andere
Cellulosen
E 1404 Oxidierte Stärke
E 1410 Monostärkephosphat
E 1412 Distärkephosphat
E 1413 Phosphatiertes Distärkephosphat
E 1414 Acetyliertes Distärkephosphat
E 1420 Acetylierte Stärke
E 1422 Acetyliertes Distärkeadipat
E 1440 Hydroxypropylstärke
E 1442 Hydroxypropyldistärke-
phosphat ○
E 1450 Stärkenatriumoctenylsuccinat
E 1451 Acetylierte oxidierte Stärke
E 1452 Stärkealuminiumoctensuccinat ○

Emulgatoren

E 322 Lecithine (bei gentechnischer
Herstellung) ○
E 432 Polyoxyethylen-sorbitan-monolaurat
(Polysorbat 20) ○
E 433 Polyoxyethylen-sorbitan-monooleat
(Polysorbat 80) ○
E 434 Polyoxyethylen-sorbitan-monopal-
mitat (Polysorbat 40) ○
E 435 Polyoxyethylen-sorbitan-monostearat
(Polysorbat 60) ○
E 436 Polyoxyethylen-sorbitan-tristearat
(Polysorbat 65) ○
E 470a Natrium-, Kalium- und Calciumsalze
von Speisefettsäuren
E 470b Magnesiumsalze der Speisfettsäuren
E 471 Mono- und Diglyceride von Speise-
fettsäuren
E 472a Essigsäureester von Mono- und
Diglyceriden von Speisefettsäuren
E 472b Milchsäureester von Mono- und
Diglyceriden von Speisefettsäuren
E 472c Zitronensäureester von Mono- und
Diglyceriden von Speisefettsäuren
E 472d Weinsäureester von Mono- und
Diglyceriden von Speisefettsäuren
E 472e Mono- und Diacetylweinsäureester
von Mono- und Diglyceriden von
Speisefettsäuren ○

E 472f Gemischte Wein- und Essigsäureester von Mono- und Diglyceriden von Speisefettsäuren

E 473 Zuckerester von Speisefettsäuren

E 474 Zuckerglyceride

E 475 Polyglycerinester von Speisefettsäuren

E 476 Polyglycerin-Polyricinoleat

E 477 Propylenglycolester von Speisefettsäuren

E 479b Thermooxidiertes Sojaöl mit Mono- und Diglyceriden von Speisefettsäuren

E 481 Natriumstearoyl-2-lactylat ○

E 482 Calciumstearoyl-2-lactylat ○

E 483 Stearyltartrat

E 491 Sorbitanmonostearat

E 492 Sorbitantristearat

E 493 Sorbitanmonolaurat

E 494 Sorbitanmonooleat

E 495 Sorbitanmonopalmitat

E 499 Stigmarinreiche Phytosterine

E 999 Quillajaextrakt

Säuerungsmittel

E 260 Essigsäure

E 261 Kaliumacetat

E 262 Natriumacetate (Natriumacetat, Natriumdiacetat)

E 263 Calciumacetat

E 270 Milchsäure

E 296 Äpfelsäure

E 297 Fumarsäure

E 325 Natriumlactat

E 326 Kaliumlactat

E 327 Calciumlactat

E 330 Zitronensäure ○

E 331 Natriumcitrate (Mononatriumcitrat, Dinatriumcitrat, Trinatriumcitrat) ○

E 332 Kaliumcitrate (Monocalciumcitrat, Trikaliumcitrat) ○

E 333 Calciumcitrate (Monocalciumcitrat, Dicalciumcitrat, Tricalciumcitrat) ○

E 334 Weinsäure

E 335 Natriumtartrate (Mononatriumtartrat, Dinatriumtartrat)

E 336 Kaliumtartrate (Monokaliumtartrat, Dikaliumtartrat)

E 337 Kaliumnatriumtartrat

E 338 Phosphorsäure ○

E 339 Natriumphosphate (Mononatriumphosphat, Dinatriumphosphat, Trinatriumphosphat) ○

E 340 Kaliumphosphate (Monokaliumphosphat, Dikaliumphosphat, Trikaliumphosphat) ○

E 341 Calciumphosphate (Monocalciumphosphat, Dicalciumphosphat, Tricalciumphosphat) ○

E 343 Magnesiumphosphate (Monomagnesiumphosphat, Dimagnesiumphosphat) ○

E 350 Natriummalate (Natriummalat, Natriumhydrogenmalat)

E 351 Kaliummalat

E 352 Calciummalate (Calciummalat, Calciumhydrogenmalat)

E 353 Metaweinsäure

E 354 Calciumtartrat Traubensäure

E 355 Adipinsäure

E 356 Natriumadipat

E 357 Kaliumadipat

E 363 Bernsteinsäure

E 380 Triammoniumcitrat

E 450 Diphosphate (Dinatriumdiphosphat, Trinatriumdiphosphat, Tetranatriumdiphosphat, Tetrakaliumdiphosphat, Dicalciumdiphosphat, Calciumdihydrogendiphosphat) ○

E 451 Triphosphate Pentanatriumtriphosphat, Pentakaliumtriphosphat) ○

E 452 Polyphosphate (Natriumpolyphosphate, Kaliumpolyphosphate, Natriumcalciumpolyphosphat, Calciumpolyphosphat) ○

E 500 Natriumcarbonate (Natriumcarbonat, Natriumhydrogencarbonat)

E 501 Kaliumcarbonate (Kaliumcarbonat, Kaliumhydrogencarbonat)

E 503 Ammoniumcarbonate (Ammoniumcarbonat, Ammoniumhydrogencarbonat)

E 504 Magnesiumcarbonat

E 507 Salzsäure

E 508 Kaliumchlorid

E 509 Calciumchlorid

E 513 Schwefelsäure

E 514 Natriumsulfate (Natriumsulfat, Natriumhydrogensulfat)

E 515 Kaliumsulfate (Kaliumsulfat, Kaliumhydrogensulfat)

E 516 Calciumsulfat

E 524 Natriumhydroxid

E 525 Kaliumhydroxid

E 526 Calciumhydroxid

E 527 Ammoniumhydroxid

E 528 Magnesiumhydroxid

E 529 Calciumoxid

E 541 Saures Natrium-Aluminium-phosphat ○

E 574 Gluconsäure

E 575 Glucono-delta-lacton

E 576 Natriumgluconat

E 577 Kaliumgluconat

E 578 Calciumgluconat

Geschmacksverstärker

E 620 Glutaminsäure ○

E 621 Mononatriumglutamat ○

E 622 Monokaliumglutamat ○

E 623 Calciumdiglutamat ○

E 624 Monoammoniumglutamat ○

E 625 Magnesiumdiglutamat ○

E 626 Guanylsäure

E 627 Dinatriumguanylat

E 628 Dikaliumguanylat

E 629 Calciumguanylat

E 630 Inosinsäure

E 631 Dinatriuminosinat

E 632 Dikaliuminosinat

E 633 Calciuminosinat

E 634 Calcium-5'-Ribonucleotid

E 635 Dinatrium-5'-Ribonucleotid

E 640 Glycin und dessen Natriumsalz

E 650 Zinkacetat

E 927b Carbamid

Treib- und Packgase

E 938 Argon

E 939 Helium

E 941 Stickstoff

E 942 Distickstoffmonoxid

E 943a Butan

E 943b Isobutan

E 944 Propan

E 948 Sauerstoff

E 949 Wasserstoff

Süßstoffe, Zuckeraustauschstoffe

E 420 Sorbit und Sorbitsirup ○

E 421 Mannit ○

E 950 Acesulfam K ○

E 951 Aspartam ○

E 952 Cyclamat, Natriumcyclamat, Calciumcyclamat ○

E 953 Isomalt ○

E 954 Saccharin ○

E 955 Sucralose ○

E 957 Thaumatin ○

E 959 Neohesperidin DC ○

E 960 Steviolglykoside ○

E 961 Neotam ○

E 962 Aspartam-Acesulfam-Salz ○

E 964 Polyglycitolsirup ○

E 965 Maltit, Maltitsirup ○

E 966 Lactit ○

E 967 Xylit ○

E 968 Erythrit ○

E 969 Advantam ○

E 999 Quillajaextrakt

Trennmittel

E 470b Magnesiumsalze von Speisefettsäuren

E 530 Magnesiumoxid

E 535 Natriumferrocyanid

E 536 Kaliumferrocyanid

E 538 Calciumferrocyanid

E 551 Siliciumdioxid, Kieselsäure

E 552 Calciumsilikat

E 553a Magnesiumsilikat, Magnesiumtrisilikat

E 553b Talkum

E 554 Natriumaluminiumsilikat

E 555 Kaliumaluminiumsilikat

E 556 Calciumaluminiumsilikat

E 559 Aluminiumsilikat, Kaolin

E 570 Fettsäuren

E 901 Bienenwachs, weiß und gelb

E 902 Candelillawachs

E 903 Carnaubawachs

E 904 Schellack

E 905 Mikrokristalline Wachse

E 907 Hydriertes Poly-1-decen

E 912 Montansäureester ○

E 914 Polyethylenwachsoxidate

WEITERFÜHRENDE LITERATUR

Anthes, Daniel/Schulenburg, Katharina (2018): *Weil wir Essen lieben. Vom achtsamen Umgang mit Lebensmitteln*. München: oekom.

Cochard, Marie (2018): *Lust auf Frische. Tipps für die smarte Küche (fast) ohne Kühlung*. München: Heyne.

Hahne, Dorothee (2018): *E-Nummern, Zusatzstoffe. Alle E-Nummern erklärt und bewertet*. Berlin: Stiftung Warentest.

Öko-Test-Magazin (2018): *Lebensmittelzusätze. Alle E-Nummern verständlich erklärt*. Frankfurt am Main: Öko-Test.

Sabersky, Annette (2013): *Bio drauf, Bio drin?* München: Südwest.

Sabersky, Annette/Zittlau, Jörg (2016): *Mit Vorsicht zu genießen. Die neuen Lügen der Lebensmittelindustrie*. München: Heyne.

Sabersky, Annette (2017): *Einfach fermentieren. Gesund durch fermentiertes Superfood*. München: Heyne.

Schubert, Nadine (2018): *Noch besser leben ohne Plastik*. München: oekom.

Weitere Informationen und Testergebnisse zu Zusatzstoffen in (Bio-)Lebensmitteln

www.bio-food-tester.de (Blog von Annette Sabersky)

www.ecoinform.de (umfassende Übersicht über Bio-Lebensmittel)

https://webgate.ec.europa.eu/foods_system/main/?event=substances. search&substances.pagination=1 (Übersicht der EU über alle Zusatzstoffe)

www.zusatzstoffe-online.de

www.zusatzstoffmuseum.de

www.food-detektiv.de

www.oekotest.de

www.test.de

ANMERKUNGEN

1   Schnabel, Laur/Kesse-Guyot, Emmanuelle/Allès, Benjamin, et al. (2019): Association Between Ultraprocessed Food Consumption and Risk of Mortality Among Middle-aged Adults in France. *https://jamanetwork.com/journals/jamainternalmedicine/article-abstract/2723626?utm_campaign=articlePDF&utm_medium=articlePDFlink&utm_source=articlePDF&utm_content=jamainternmed.2018.7289* [12.04.2019].

2   McCann, Donna/Barrett, Angelina/Cooper, Alison et al. (2007): Food additives and hyperactive behaviour in 3-year-old and 8/9-year-old children in the community: a randomised, double-blinded, placebo-controlled trial. *https://www.thelancet.com/journals/lancet/article/PIIS0140-6736(07)61306-3/fulltext* [12.04.2019].

3   O.V. (2002): Bäckerasthma und Enzyme. *https://www.ipa-dguv.de/ipa/presse/presse-details_138951.jsp* [12.04.2019].

4   O.V.: Neubewertung von Lebensmittelzusatzstoffen. *https://www.efsa.europa.eu/de/topics/topic/food-additive-re-evaluations* [12.04.2019].

5   Foodwatch e.V. (Hrsg.) (2018): Rechtlos im Supermarkt. Gesundheitsgefahren, Täuschung und Betrug. Warum das Lebensmittelrecht Verbraucherinnen und Verbraucher nicht ausreichend schützt. Foodwatch Report 2018. *https://www.foodwatch.org/fileadmin/Themen/Lebensmittelpolitik/Dateien/2018-11-12_Report_Rechtlos_im_Supermarkt.pdf* [12.04.2019].

6   Ritz, Eberhard/Hahn, Kai/Ketteler, Markus, et al. (2012): Gesundheitsrisiko durch Phosphatzusätze in Nahrungsmitteln. In: *Deutsches Ärzteblatt* 04/2012, S. 49–55, oder online unter *https://www.aerzteblatt.de/archiv/119315/Gesundheitsrisiko-durch-Phosphatzusaetze-in-Nahrungsmitteln* [12.04.2019].

7   McCann, Donna/Barrett, Angelin/Cooper, Alison, et al. (2007): Food additives and hyperactive behaviour in 3-year-old and 8/9-year-old children in the community: a randomised, double-blinded, placebo-controlled trial. *https://www.thelancet.com/journals/lancet/article/PIIS0140-6736(07)61306-3/fulltext* [12.04.2019].

8   Dirschauer, Claudia: Zusatzstoffe und Gesundheit. Unbedenklich und sicher? *https://www.bzfe.de/inhalt/zusatzstoffe-und-gesundheit-1883.html* [12.04.2019].

9   Hahne, Dorothee (2017): *E-Nummern, Zusatzstoffe. Alle E-Nummern erklärt und bewertet.* Berlin: Stiftung Warentest.

10   Sabersky, Annette (2018): Kirschen meist Mangelware. In: *Slow Food Magazin* 02/2018, S. 11–13.

11   Zühlsdorf, Anke/Nitzko, Sina/Spiller, Achim (2013): Kennzeichnung und Aufmachung von Lebensmitteln aus Sicht der Verbraucher. Empirische Untersuchungsbefunde. Ein Ereignisbericht. *https://www.lebensmittelklarheit.de/sites/default/files/downloads/studie_kennzeichnung-aufmachung_ergebnisberich-2013.pdf* [12.04.2019].

12   Dirschauer, Claudia: Zusatzstoffe und Gesundheit. Unbedenklich und sicher? *https://www.bzfe.de/inhalt/zusatzstoffe-und-gesundheit-1883.html* [12.04.2019].

13   Rix, Meike (2019): Guter Start. Test Gemüsebreie mit Fleisch. In: *Öko-Test-Magazin* 01/2019, S. 62–67.

14   Sabersky, Annette (2018): Ab in die Wurst? In: *Slow Food Magazin* 05/2018, S. 10–13.

15   Sabersky, Annette (2018): Müsli für die Tasche? In: *Slow Food Magazin* 01/2018, S. 10–12.

ÜBER DIE AUTORIN

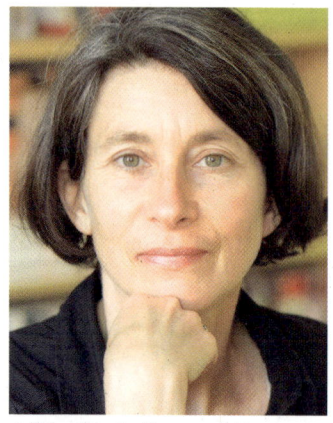

© Peter Schulte Photographie

ANNETTE SABERSKY ist Ernährungs-wissenschaftlerin, Journalistin und Autorin. Ihr Hauptthema ist die Qualität von (Bio-)Lebensmitteln. Für Zeit-schriften wie *FoodForum*, *Slow Food Magazin* und *Testbild* prüft die jahre-lange *Öko-Test*-Redakteurin Lebensmit-tel und Getränke in Bezug auf Zutaten, Zusatzstoffe und Geschmack. Außer-dem schreibt sie für Magazine wie *BIO*, *Bio-Handel*, *Bioboom* und *Schrot & Korn* über Ernährung und geht dabei Werbe-versprechen für gesund und nachhaltig gelobte Lebensmittel nach. Auf ihrem Blog *Bio-Food-Tester.de* bewer-tet sie regelmäßig neue und spannende Bio-Produkte, die sie unter anderem auf Messen und bei Streifzügen durch (Bio-)Supermärkte ausfindig macht.

Annette Sabersky ist Autorin von mehr als 15 Sachbüchern zum The-ma Essen und gesunde Kinderernährung. Mit ihrer Familie lebt sie in der Nähe von Hamburg. Sie achtet auch privat beim Einkauf sehr genau auf die Inhaltsstoffe von Lebensmitteln und lässt Produkte mit Zusatzstoffen, zweifelhaften Zutaten oder unsinnigen Werbeverspre-chen stets im Regal liegen.

BILDNACHWEIS

Bildredaktion: Ines Swoboda, oekom verlag

Shutterstock: S. 11 Monika Wisniewska, S. 24 Robert Kneschke, S. 25 LightField Studios, S. 27 Africa Studio, S. 28 wowsty, S. 32 photka, S. 37 Nataliya Druchkova, S. 38 alexialex, S. 53 stockyimages, S. 65 Billion Photos, S. 71 Dream79, S. 78 VGstockstudio, S. 86 C. Welman, S. 94 Olha Afanasieva

Adobe Stock: S. 7 Artem Shadrin, S. 8 Wellnhofer Designs, S. 10 Goran, S. 13 georgeburba, S. 15 industrieblick, S. 17 artem_goncharov, S. 18 JPC-PROD, S. 19 Dragana Gordic, S. 20 lado2016, S. 22 Robert Przybysz, S. 26 djama, S. 30 finephotos11, S. 31 sabdiz, S. 34 vaitekune, S. 36 Syda Productions, S. 40 kasto, S. 44 pure-life-pictures, S. 45 leno2010, S. 47 rh2010, S. 52 A_Lein, S. 55 lado2016, S. 56 Liv Friis-larsen, S. 58 tonaquatic, S. 60 BillionPhotos.com, S. 61 Africa Studio, S. 62 Natasha Breen, S. 63 Iuliia Leonova, S. 64 katrinshine, S. 66 karepa, S. 68 5ph, S. 70 milanmarkovic78, S. 73 fotografiche.eu, S. 74 Conny Hagen, S. 77 Sunny Forest, S. 82 ji_images, S. 83 Rawf8, S. 87 emuck, S. 88 Jenifoto, S. 90 fineart-collection, S. 91 Julia, S. 92 HLPhoto, S. 93 olepeshkina, S. 96 funkyfrogstock, S. 98 Daniel Vincek, S. 100 vanillaechoes, S. 102 Brent Hofacker, S. 103 ricka_kinamoto, S. 104 Ruslan Mitin, S. 105 myviewpoint, S. 106 Ekaterina Elagina, S. 109 Brent Hofacker, S. 112 helenlbuxton, S. 114 melnikofd, S. 115 Natalia, S. 117 shaiith

Peer Axel: S. 108, S. 110

Benedikt Fuhrmann: S. 111

Annegret Grafen: S. 48

Ashley Melillo: S. 113

REGISTER

Nachhaltigkeit bei oekom

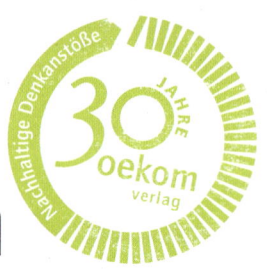

Die Publikationen des oekom verlags ermutigen zu nachhaltigerem Handeln: glaubwürdig & konsequent – und das schon seit 30 Jahren!

Bereits seit 2017 verzichten wir bei den meisten Büchern auf das Einschweißen in Plastikfolie. In unserem Jubiläumsjahr machen wir den nächsten Schritt und weiten den Plastikverzicht auch auf alle ab 2019 erscheinenden Hardcovertitel aus.

Auch sonst sind wir weiter Vorreiter: Für den Druck unserer Bücher und Zeitschriften verwenden wir vorwiegend Recyclingpapiere (mehrheitlich mit dem Blauen Engel zertifiziert) und drucken mineralölfrei. Unsere Druckereien und Dienstleister wählen wir im Hinblick auf ihr Umweltmanagement und möglichst kurze Transportwege aus. Dadurch liegen unsere CO_2-Emissionen um 25 Prozent unter denen vergleichbar großer Verlage. Unvermeidbare Emissionen kompensieren wir zudem durch Investitionen in ein Gold-Standard-Projekt zum Schutz des Klimas und zur Förderung der Artenvielfalt.

Als Ideengeber beteiligt sich oekom an zahlreichen Projekten, um in der Branche einen hohen ökologischen Standard zu verankern. Über unser Nachhaltigkeitsengagement berichten wir ausführlich im Deutschen Nachhaltigkeitskodex (www.deutscher-nachhaltigkeitskodex.de). Schritt für Schritt folgen wir so den Ideen unserer Publikationen – für eine nachhaltigere Zukunft.

Dr. Christoph Hirsch
Programmplanung und
Leiter Buch

Anke Oxenfarth
Leiterin Stabsstelle Nachhaltigkeit

1, 2, 3 – plastikfrei

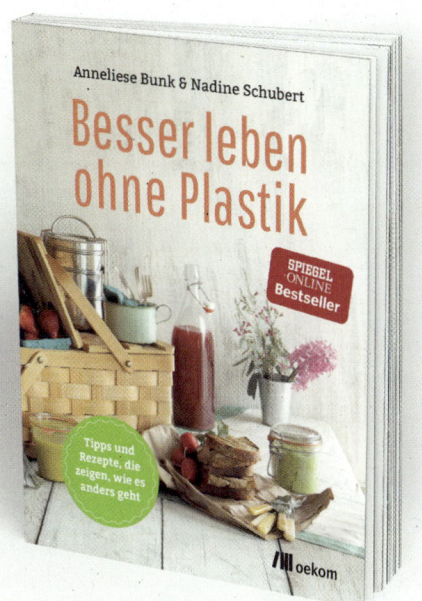

Anneliese Bunk, Nadine Schubert

Besser leben ohne Plastik

oekom verlag, München
112 Seiten, Broschur,
komplett vierfarbig,
13,– Euro
ISBN: 978-3-86581-784-6
Auch als E-Book erhältlich

»Bietet einen (...) bestens aufbereiteten Einstieg in das Thema Plastikvermeidung (...). Beide Daumen hoch!«

Indra Runge, reformhaus.de

Plastik ist heute überall, selbst in unserer Nahrung und im Trinkwasser. Aber geht es wirklich nicht ohne? Die beiden Autorinnen zeigen, wie und wo man im Alltag Plastik einsparen und ersetzen kann – angefangen beim bewussten Einkauf bis hin zum Selbermachen.